倒れるときはマエノメリ！

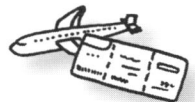

海外IVR挑戦記

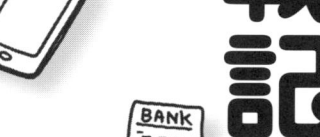
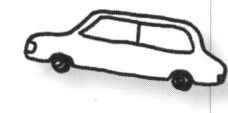
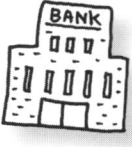
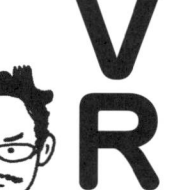
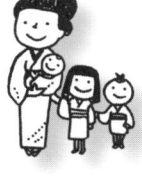
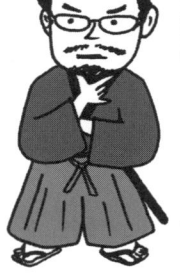
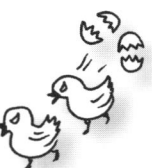

堀川雅弘

Dotter Interventional Institute
クオリティラドIVR

堀川雅弘 (ほりかわ・まさひろ)

■略歴
2006年　防衛医科大学校卒
同　年　陸上自衛隊幹部候補生学校
同　年　防衛医科大学校病院初期臨床研修
2008年　陸上自衛隊旭川駐屯地業務隊医官 兼 旭川厚生病院放射線科後期研修医
2010年　防衛医科大学校病院放射線科専門研修医
2012年　防衛医科大学校学生指導教官 兼 防衛医科大学校病院放射線科医師
2013年　陸上自衛隊衛生学校衛生技術教官室教官(同年退官)
同　年　株式会社クオリティラドIVR代表取締役(〜現在)
同　年　渡米。Dotter Interventional Institute、Research Fellow
2014年　同 Instructorとして臨床・研究の両面で活動中
2016年　IUOIR日本支部設立(予定)

■資格
日本医学放射線学会診断専門医
日本IVR学会専門医
ECFMG certificate

■連絡先
E-mail：horikawaradivr@gmail.com
Facebook：https://www.facebook.com/masahiro.horikawa.5

クオリティラドIVRについて

　(株)クオリティラドIVRは2013年に筆者の設立した「**IVR医の、IVR医による、臨床医のための遠隔画像診断会社**」である。日本の医療機関に対し、放射線診断専門医としてのみならずIVR医として治療方針まで1歩踏み込んだ遠隔画像診断サービスを提供している。同時に、中間マージンを極小化することで読影医に対しては十分な時間と熱意をかけられるだけの報酬を確保し、放射線科専門医・IVR医の留学生支援事業としてチーム化している。2015年9月現在、他社と共同で海外在住日本人医師のネットワークを利用した日本の医療機関向けの夜間救急画像診断システム構築にも尽力しているほか、日本のIVR関連企業の海外進出のサポート事業も行っている。官民問わず、地域を越えた事業者からの診療・サービス依頼を受けつけており、志ある放射線診断医・IVR医の加入は随時募集している。

はじめに

　「世界で活躍する医者になりたい」という想いは、医学を志す誰もが1度は抱く野心に違いない。世界が情報化・グローバル化する中で、医学もまたその波に晒され、"国際的に通用する人材"の育成が急務という話題はしばしば耳にする。iPS細胞を生みだした日本のお家芸ともいえる基礎研究の世界はまだしも、臨床医を志した場合に果たしてどのように"国際的に通用する人材"となり得るのか。その答えは現在の日本の医学教育において十分に用意されているとはいいがたい。

　日本全国の医学部に共用試験が導入されて以来、米国の医師国家試験に相当するUSMLEの受験志望者が増加したと聞く。それは、両試験の類似性による部分も大きいが、臨床医として国際的に通用する人材になりたいという医学生・若手医師たちの意欲を反映した流れでもあろう。しかしながら、米国において外国人医師の受け入れは年々厳しさを増している。米国臨床留学のためのUSMLEはいわば資格試験に過ぎず、合格の先には米国医学部卒業生のみならず、情報化・グローバル化により大量に生み出されたインドや中国からの志願者たちとの苛烈な競争が待っている。その結果、USMLE受験志望者の増加に反して、近年の日本人医師の米国臨床留学者数はむしろ減少傾向にある。さらに、米国臨床留学者の診療科は家庭医や内科等のいわゆるジェネラリストに大きく偏っており、専門科志望の臨床留学者はその競争の厳しさゆえ極めて少ない。

筆者は2006年に防衛医科大学校を卒業後、初期研修の外科ローテーション中に膵臓がん手術（膵頭十二指腸切除術）後の合併症である動脈出血を魔法のように止めたカテーテル技術に魅せられて以来、放射線診断科のsubspecialtyの1つであるInterventional Radiology（IVR）の道を歩むことを決めた。その時の上級医の「優秀な放射線科医は病院の財産だ。特に、何が起こっても助けてくれる優秀なIVR医がいるおかげで外科医はアグレッシブな治療にも挑戦できる」との言葉は、Doctor's Doctorとよばれる放射線科医の理想像として、今でも心に刻まれている。そして、その後の日本での放射線科・IVRトレーニングの過程で日本の医師たちの勤勉さや技術力の高さを知るにつれ、日本の放射線科・IVRのレベルはすでに国際的に通用するどころか、世界を牽引できるレベルにあることを実感した。しかしながら、言語障壁のみならず、封建的な医局制、柔軟性にかける医療制度等、根の深い日本的な要素が今日のグローバル化を妨げていることは明白である。にも拘らず、医師としての専門教育の中でそれを明確に乗り越えられる方策が依然として提示されていない本邦の現状に危機感を覚えた。

　そして迎えた2011年3月11日。陸上自衛隊医官として経験した東日本大震災を機に、自分自身を最大限に活かす方法を考えた結果、真の意味での国際化と日本人専門医としての矜持を同時になりたたせ、身をもって後進へ残す道を追及することを決意した。

本書は筆者が2013年より、血管内治療そしてIVR発祥の地である米国オレゴン州オレゴン健康科学大学のDotter Interventional Instituteに放射線診断医・IVR専門医として職を得て渡米した当初、1年半の定期連載手記をまとめたものである。帰国子女でもなければ米国での長期研修経験もない純日本人医師が臨床医・専門医として渡米した中での個人的な経験の積み重ねに過ぎないかもしれないが、成功者の華美な回顧録ではなく、泥臭くとも異国の現場で苦闘するリアルな魂の叫びが詰まっている。特に、これからの時代を作っていく同世代・次世代の医療者たちと共有できれば幸いである。

　渡米から2年が経過した今なお、苦しみと模索の最中にいる。高度経済成長も、バブルも本質的に知らない「失われた20年」以降の時代を生きることを強いられた筆者らの世代にとって、今のグローバル化時代を生き残り、その次の時代を切り開くことができるかどうかは日本人としてのアイデンティティの問題にも関わってくる。日本の伝統的な価値観を踏襲しながら多様な価値観を生み育て、それらを日本の形として世界に向かって売りだしていけるかどうかの勝負。「倒れるときはマエノメリ」、幕末の志士の語ったとされる言葉である。それからたった150年。日本の未来をつくれるのは我々をおいてほかにはいない。

2015年9月 堀川雅弘

倒れるときはマエノメリ！
海外IVR挑戦記

P003 ▶ **はじめに**

P008 ▶ **preparation IVRとは**

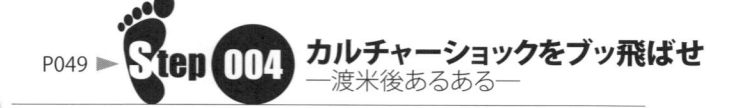

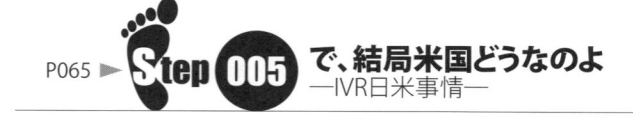

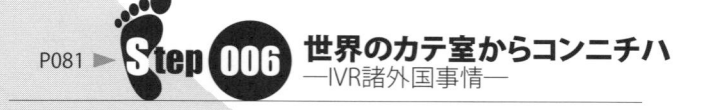

P011 ▶ **Step 001** "米国挑戦"への想い
　　　　　　　　　　　—決意、突撃、そして退職—

P025 ▶ **Step 002** 臨床留学ノウハウ
　　　　　　　　　　　—USMLE、あとは？—

P037 ▶ **Step 003** 誰にもいえないお金の話
　　　　　　　　　　　—自費留学の覚悟、起業—

P049 ▶ **Step 004** カルチャーショックをブッ飛ばせ
　　　　　　　　　　　—渡米後あるある—

P065 ▶ **Step 005** で、結局米国どうなのよ
　　　　　　　　　　　—IVR日米事情—

P081 ▶ **Step 006** 世界のカテ室からコンニチハ
　　　　　　　　　　　—IVR諸外国事情—

CONTENTS

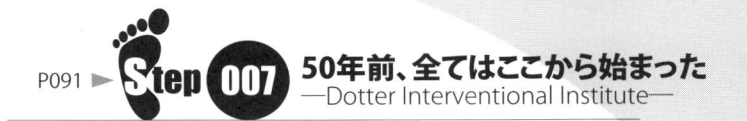

P091 ▶ **Step 007** 50年前、全てはここから始まった
—Dotter Interventional Institute—

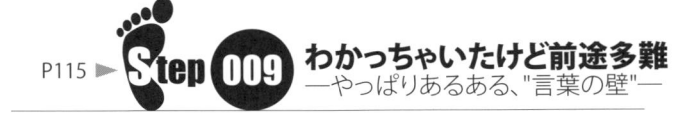

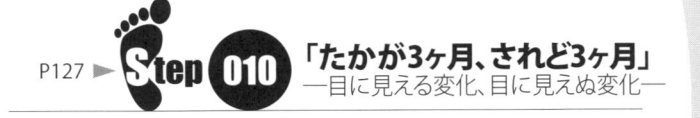

P107 ▶ **Step 008** ワレ、米国IR医ナリ……???
—申請、審査、オバマさん—

P115 ▶ **Step 009** わかっちゃいたけど前途多難
—やっぱりあるある、"言葉の壁"—

P127 ▶ **Step 010** 「たかが3ヶ月、されど3ヶ月」
—目に見える変化、目に見えぬ変化—

P137 ▶ **Step 011** サクラハサクノカサカヌノカ
—MultiroleとTeam Japan—

P147 ▶ **Step 012** 夢は与えられるものならず
—国境なきIVR医師団へ—

P156 ▶ **おわりに** —マエノメリよ永遠に—

Preparation

IVRとは

　Interventional Radiology（IVR）は「画像下治療」と訳され、X線や超音波をはじめとする画像ガイド下で低侵襲治療を行う専門科である。代表的な例ではカテーテルを用いた血管内治療が挙げられるが、元々は血管造影という放射線診断行為の一部から派生した分野であるため、世界的に放射線診断医のsubspecialtyの1つとして確立されている。ことの始まりは、今から半世紀前の1964年に米国・オレゴン州にて放射線診断医であった**Charles Theodore Dotter先生**が世界で初の血管内治療を行ったことに由来する（**step 007**参照）。純粋な診断から低侵襲の治療行為へ、その歴史的転換点から約50年が経過した。

　X線下の動脈硬化や動脈瘤の治療として発達したIVR技術は、今日では細分化したさまざまな手技へと応用されている。例えば心臓のカテーテル検査・治療は循環器内科医が、大動脈ステントグラフト内挿術は主に血管外科が、脳血管内治療の大部分は脳神経外科が担っているが、元来は放射線診断科のIVR医が考案した手技である［そのため、日本でも大動脈ステントグラフト内挿術（TEVAR/EVAR）や脳血管内治療をIVR医が行っている施設も少なくない］。また、IVRには血管病変のみならず肝臓がんに対するX線透視下でのカテーテルによる動脈化学塞栓療法（TACE）や、超音波またはCTガイド下のラジオ波焼灼療法（RFA）も含まれ、がん診療の1つの柱として大き

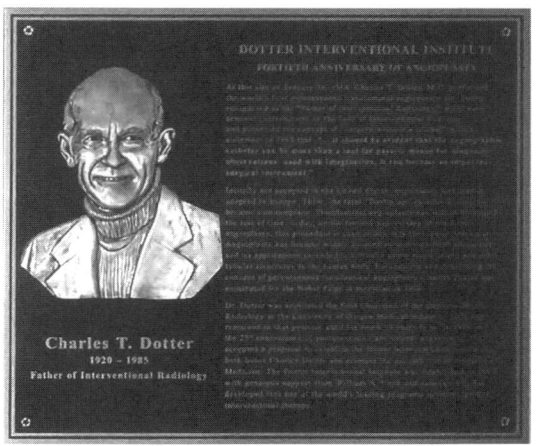

Charles Theodore Dotter 先生のレリーフ

な役割を担っている。さらに、脊椎の圧迫骨折に対する経皮的椎体形成術(PVP)や、胆道疾患に対する経皮的治療などの非血管病変に対する治療まで、IVRの標的臓器は画像で捉えられる全身臓器におよぶ。それゆえ、単に放射線診断専門医としてのみならず、自らも治療担当医として幅広い疾患・臓器を相手にするIVR医が、通常臓器別の専門家である各診療科の医師と協力して治療にあたることは、治療戦略に深みをあたえ、縦糸と横糸を織りなすような相乗効果を生む。

　筆者の所属するDotter Interventional Instituteは、米国オレゴン州唯一の医科大学であるオレゴン健康科学大学(Oregon Health and Science University、OHSU)に属し、IVRの

父であるDotter先生の活躍とともに放射線診断科のIVR部門が科として独立した施設である。Dotter先生亡きあと1990年に世界で初めてIVRの独自研究施設が併設された施設としても有名であり、歴史的にも画像診断機器や治療手技の発展を牽引してきた(**step 007**参照)。2015年9月現在、指導医だけでも8人のスタッフ(筆者を含む)を抱え、大学病院の各診療科と密接な協力体制を敷くことで豊富なIVRを提供している。

　全世界のCTスキャナー、MRIスキャナーの約半数が日本に存在するという画像診断機器の充実の反面、日本の放射線診断医、特にIVR医は絶対数が極端に少ない。それゆえ、日本ではIVRが世間の注目を浴びることも極めて少なく、ときに医療従事者からも正しく理解されていないこともある。筆者は進路に悩む研修医時代に導かれるようにIVRとめぐりあう好機を得た(**はじめに参照**)が、「**Innovate or Die(革新か、さもなければ死か)**」というこの業界で語り継がれる刺激的な文言に、本書タイトルとの親和性を感じるのは決して偶然ではないだろう。本書が次世代の医療者に対しIVRの魅力やポテンシャルを深く知る機会となることを密かに期待している。

Preparation **IVRとは**

倒れるときはマエノメリ!
海外IVR挑戦記

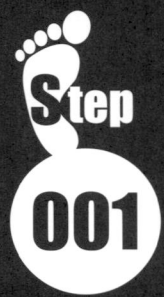

Step 001

"米国挑戦"への想い
―決意、突撃、そして退職―

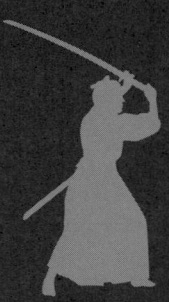

 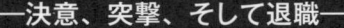 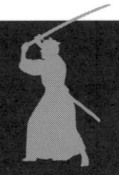

"米国挑戦"への想い
—決意、突撃、そして退職—

アメリカへ —きっかけ

　医師として、放射線診断専門医として、さらにInterventional Radiology(IVR：画像下治療)専門医として、日本でトレーニングを積み、なぜわざわざアメリカに行くのか。そこにアメリカンドリームがあるからだ！…とは残念ながらいえない。むしろ目下、米国における外国人医師の受け入れは年々厳しくなっており、放射線科でいえば画像診断報酬の低迷により、放射線診断科の中でも直接患者の治療にたずさわるIVRのトレーニングプログラムへの競争は年々激しくなっている。さらに研究面でいえば米国食品医薬品局（Food and Drug Administration：FDA）の厳しい規制の下、新規デバイスの承認に苦しんでいる米国に行くよりもCEマークの緩い基準の元で先進研究を謳歌できる欧州の方がよいという考えもある。そもそも血管内治療をはじめとするIVRにおいても、技術レベルでいえば日本に敵う国はないかもしれない。それではなぜ。答えは結構シンプルだ；**日本の技術レベルが高いからこそ、日本のIVR医が優秀だと信じているからこそ、それを世界に対して誰かが示しに行かねば。**そして、母国語である日本語以外で腰を据えて臨床医の仕事をするには英語以外の外国語はなおさら困難であるし、さらに外国人に対しても1度入り込んでしまえば同等の制度が用意されている国。それはやはりアメリカだ。

国境なき医師団にあこがれ医学部を目指し入学した防衛医科大学校在学中から、海外で臨床をすることは漠然と思い描いており、米国の医師国家試験に相当するUSMLE(米国で臨床医となるには最低3つの試験に合格する必要がある。**step 002**参照)の最初の試験は学生のうちに合格していた。しかし、放射線科で研修をし、IVRの腕を磨く最初の数年間では、思うように時間はとれなかった。そんな状況の中で、精神科や産婦人科といった他科の勉強を細々ながらも続けてこられた原動力になったのは、むしろ日本のIVRの抱える閉塞感だった。

　今から50年以上前に世界で初めて血管内治療を行ったのは放射線科医であり、そこから画像下の低侵襲治療を専門とするIVRという分野が生まれた。しかしながら日本国内では世間一般に、そしてときには医療業界内ですらIVR医が治療医として認知されているとはお世辞にもいいがたい。その結果、日本特有の縦割り社会の中、他科医師との間の見えない壁に阻まれ、全国的に最適な患者ケアを提供できずにいる。ま

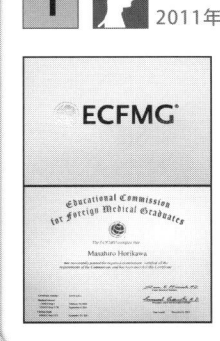

1　ECFMG certificate取得通知
2011年12月8日

ECFMG certificate取得通知が正式に届いた。

勉強開始から早10年…。
ちょっと長すぎた。
諦めの悪さだけで続けた感がある。

何はともあれ、ようやく次の1年は留学探しに入れそうです。
2011年、あと24日。
ちゃんと24日分、成長したいものだ。

"米国挑戦"への想い —決意、突撃、そして退職—

た、視野を世界に向ければ、欧米との医療機器承認の時間差を意味するdevice-lag（ちなみにjet-lagは"時差ボケ"を意味する）が問題視されて久しい。さらに、研究面のみならず臨床レベル医薬品および医療機器開発においても中韓の台頭に怯えている。この状況は変えなければいけないし、それを変えられるだけの組織力と行動力を自分達の世代がつくらなければ、もしかすると日本のIVRは絶滅してしまうかもしれない。**大きな医局で成果を出すためにチームプレーヤーとして頑張る人、他科と協調し医療の質の向上に努める中で積極的に放射線科の存在感を示していける人。臨床試験やdevice-lag解消に情熱を注ぐ人。そして、海外に対して日本の存在感を示せる人。**これらの要素を僕らの世代で途絶えさせてはいけないし、「いつか偉くなってから」と思っていると、いつまで経っても出番は回ってこない。では、いつやるか。今でしょ！ ……と当時の筆者がいったかどうかは定かではないが、とにかくそんな思いが高まる中で迎えた医師5年目の終わり、2011年3月11日。後輩とのIVR手技中に感じた揺れ、TVで流れる津波、夜の石巻の火……。その後、陸上自衛隊医官として派遣された際に目にした宮城・福島県の姿。日本人は必ず再び立ち上がらなければいけないし、それにはそれができる立場の非被災者である自分達が、具体的に目の前でできる最大限のことをやらなければならない。その思いがくすぶっていたチャレンジ精神を奮い立たせ、その年の残りの半年でアメリカ臨床留学に必要な試験を合格させてくれた（**1**）。

とにかくマエノメリ！

　資格をとったからとはいえ、残念ながらそれだけで渡米できるわけではない。当然、受け入れ先が必要である。いわゆるコネはない。さら

に、放射線科およびIVRの研修制度の複雑さと米国での人気ぶりもやっかいだ(米国放射線科およびIVRの修練制度については**step 002**を参照)。放射線科のresidencyは全米でもTop 5に入る人気科で外国人にはほぼ不可能、もしくはUSMLEで飛びぬけた成績でなければ不可能といわれる。1990年代までは、IVRを含めresidentをやらずにfellowで渡米した人が結構いたらしいが、2000年以降IVRのfellowで臨床留学したという話は聞かない(後にわずかに存在したことが判明。米国のresidency/fellowshipについては**step 002**参照)。さらに、「何の手技をしたいのか」、「研究はできるのか」、「clinical researchをやれるくらいの施設なのか」、「単身渡米なのか家族連れか」、「治安は」、「そもそも給料は」など、山のような疑問が生じるが、それに答えてくれる人はいない。その前から情報収集は行ってはいたものの、インターネットの荒波をこれでもかというくらいsurfし、いくばくかの情報を集める。

結論:「行ってみるっきゃない(マエノメリ)!」

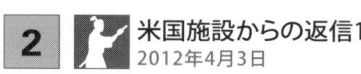

2 米国施設からの返信1
2012年4月3日

Dr. Kellerから返事が キター!!!
具体的な話になって キター!!!
あー、なんて返事返そう。
ドキドキだわ。
うん…恋かな、これは。

かくして、年末年始の勤務当番表を堀川の名で全て埋め、それと引き換えに米国で行われるIVRの国際学会、Society of Interventional Radiology(SIR)の年次総会への参加を決めた。北米の放射線科医のための専門ウェブサイト「Aunt Minnie」のresidency/fellowshipコー

  米国施設からの返信2
2012年4月22日

先の学会でattackした、穴場そうな施設（※1）のbossからe-mailが。
「前に送ったe-mailに返事がないから、届いてるのかどうか確認」だと。

ナヌー！届いてねぇし！！
はるばる海を渡ってまでattackして、折角のe-mailに返事しないわけないでしょ！！！

そう思って再送してくれたんだろうけど「学会認定のfellowshipは用意できない」と。
そりゃ、世の中甘くないし、こんなことでショックを受けてたら心はいくつあってももたない。それでもわざわざmailしてくれてありがたいなと思って最後まで読んでみると「ある程度独立した指導医として働きながらeducationも受ける感じなら大丈夫かも」と。

ん？　それって、fellowよりもよくないか？？
被教育者でないので求められるレベルがより高いってことだろうけど、どうせなら目標は高い方がよい。
何よりも今の僕には1つでも選択肢があることが嬉しい。

どうなっても、後悔しないように。
今日もまた、茶色い病院の一番奥の部屋（※2）にて。

※筆者注1：現所属とは別の施設。
※筆者注2：防衛医科大学校病院の放射線科読影室。同病院は敵から攻撃されないように（？）建物が茶色い。

ナーをくまなく読み込み、自分のやりたいIVR手技を多く経験できそうな施設を絞り込み、そのbossを調べ、彼らが座長やlectureをするセッションに狙いを定めて最前列の後ろの席に陣どりセッション終了後に**lock on!**

4 スッポン作戦
2012年5月29日

ガラガラの夜行バス、大阪発。

奈良医大に留学志望先のトップがくるという理由で奈良から声をかけていただき、平日に職場に無理いって奈良日帰り。

Lecture後の宴席では「生きるIVRの歴史先生」に推され、教授を差し置き奈良の若手先生方とともになんと主賓席占拠（ほんまスンマセン）。

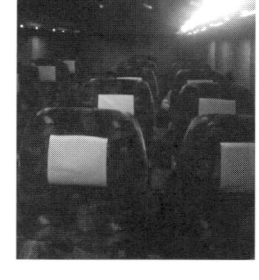

帰りの奈良→難波の電車で確信犯的に大阪泊の御一行に遭遇。隣席でみっちりtalk。とりあえず最低限1年目のresearchでの渡米はイケそう。2年目以降は保証はないが、militaryのヤツはよく働くから好きだと。自費留学で、ライセンスがあって、英語に問題がなければno worryだとの心強い言葉。

でもresearch（研究留学）とclinical（臨床留学）は別もので、clinicalについては現時点で保証はできないと釘は刺された。

一方で奴隷になる必要はなく、researchできて施設が合わなけりゃ別のところでclinicalやればよいし、全てはopenだって。

格好ええ。

夜行で帰って朝から働いて、またすぐ明後日朝一で神戸というcrazy scheduleだけど、疲れている場合じゃない。

他の先生方の暖かいサポートを、しっかり形にして道を残さないと。若手が元気ない分野に未来はない！

……そして撃沈（苦笑）を繰り返す。傍から見ていた人には滑稽に映ったかもしれないけれど、他に方法はないのだからしかたがない。1週間にわたる突撃、リアルFacebookともいえるような日本人医師つながりを利用した**operation TOMODACHI**の末に得た成果は、5〜6施設からの"無給でのfellowshipならば可能かもしれない"との返答。Residencyに関しては"matchingに正式に応募してみないとわからない（≒無理だよ）"と暖簾に腕押し状態。厳しい現実だが、むしろ腹は決まった。Fellowship 1本に狙いを定めて、その5〜6施設と同時交渉開始！

　……のつもりが、待てど暮らせどメールは返ってこない。結局その後返信があったのは2施設のみからであり、連日メールボックスを開いては一喜一憂する日が続いた（**2**、**3**）。いよいよこの2施設のどちらかしかないと腹を括り、何とかして次の一手を繰り出そうと思案していた矢先に、本命施設のトップが日本のIVR学会総会にやってくるとの噂を嗅ぎつけた。さらに学会数日前に某関西の医局主催で講演会があるとの情報を入手。埼玉から職場を早退し新幹線で急行、講演会後は夜行バス日帰りでまた仕事という強行軍であったが、やるしかない；名づけて"スッポン作戦（**4**）"。そして念押しに押しかけ女房的なノリで間髪入れず夏休みに病院見学に向かう"続・スッポン作戦"。かくして半ば強引にofferを得ることになるのだが、なおも一件落着とはいかないのである。

"留学"から"挑戦"へ

　2012年の秋、スッポン作戦/続・スッポン作戦の結果として得たofferは、3年の自費留学（内訳：研究1年、fellowとして臨床2年）というものだった。しかしながら、そこから半年で自分自身の置かれる条件が激変する。先方には自費留学といいながら実は勤務先の防衛省から国費で

5 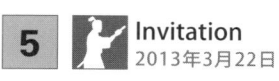 Invitation
2013年3月22日

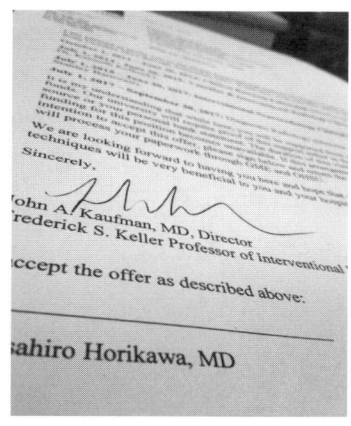

交渉開始からほぼ1年、やっと(×3)正式なinvitationが届いた。

契約社会の米国ではこの紙切れ一枚が重い。

しかし、まだまだ油断は禁物。

出来レースのはずのmatchingでちゃんと採用され、落ち度なくVISAをとること。…

これらをしっかりやらねばスタートラインにも立てない。

スタートライン。…っ遠いなぁ！！

昔はこの年代って、おっさんだと思ってたのになぁ！！

留学させていただく交渉をしていたのだが、これが決裂し一転本当の意味での自費留学の選択を迫られることとなった。防衛省にはご尽力いただいたのだが、利用できると思われていた留学制度の柔軟性が乏しく、

結果的に筆者および留学先の求める留学条件に届かなかったためである。国費で留学するかぎり、国民に還元できる内容を得て帰ってこなければならない。けれどもそれが最初からできなさそうな条件ならば、win–winの真逆でlose–loseの関係になる。一方で、自己都合の休職の制度がない防衛省において、それでも留学を選ぶことはすなわち退職を意味する。ようやく手に入れたinvitation（**5**）、これも自費留学の条件を覆せばあっという間に反故にされるに違いない。自費での留学、そして防衛省退職に伴う償還金（防衛省での9年間の就労義務が課されており、早期退職の場合は相応の金額を国庫に返還する義務がある）、母校や職場に対する恩義、さらに渡米前にすることが決まった結婚。せめて1年渡米期間を遅らせてもらえれば、残り1年にせまった防衛省の就労義務を満了することができる。しかし、インドや中国からの就労希望者の大量増加により過渡期を迎えていた当時の米国の医療研修制度で、入り込むチャンスを1度失えば翌年同じポジションがもらえることはないであろうことは身を持って実感していた。金銭面だけでも外科医である妻と2人の最低3年分の収入、1年分の年収程度の防衛省の償還金。普通に考えれば宝くじに当たるくらいの途方もない金額を承知の上で決断させたのは、交際から10年目に結婚が決まるまで自分の姿を見続けてきた妻になる人間の言葉；「あなたが本当に変えたい未来があるのなら、大なり小なり犠牲があっても、そこから逃げては駄目。お金が必要なら私が日本で稼ぐこともできる。本当に駄目なら帰って2人でお金を稼げばよい。人生を賭けて日本のためになろうとすることは、誰にでもできることじゃない」。このときから、以前用いていた「**留学**」という言葉を避け、意識的に「**挑戦**」という言葉を用いるようになった。**アメリカで生き残り、自分の食い扶持を稼ぎ、そして成果を出しポジションをもぎとってくるこ**

6 Surprise（ただし悪い意味で）
2013年3月29日

数日前の深夜、あちらの国のbossからの突然のメール。
「2015年から適用されると僕らの考えていたregulationが突如今年2013年から適用されることになったらしい。
…（中略）
ごめん、エラい困難な状況になってもうた」

（((((((;´д`)))))))
マジ?! invitationきたじゃん、ついこの前。
…うん、どうやらマジらしい。

→で、いまココ。
つまり、ここからが腕(?)の見せどころ。ピンチはチャンス。
OK, that is a life. Let's see what happens!
I WILL go on struggling.
It's an even tougher negotiation, through.

7 Tough negotiationの結果
2013年4月2日

たった今メールが。

Tough negotiationの結果…
けがの功名か、考えようによっては前よりもむしろよいかもしれない条件を勝ちとった。
Not an April-fool thing！！！

ただし、むこう数ヶ月内にもう1つ試験に合格しなければならなくなった。
なかなか楽はさせてもらえない。
渡米後も思いやられる（苦笑）。
けど、悪くない。
それが自分で望んだこと。

さて。
今日もまた、何でもない大切な1日。

と。このためには母国を捨ててアメリカに出てくる他国の奴らと競争して、生き残らねばならない。そこで気後れしないだけのものを、自分は背負っている。

その後、こちらの覚悟を試すかのような留学先からのメールが届く（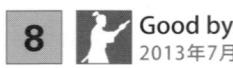）。外国人の認定fellowとしての受け入れが、学会の方針として2015年の予定から前倒しで中止されることが決まったと。頭は真っ白になりかけたが、この時点ですでに退職を決めたことを先方に伝えていたことで意気を買われたか（はたまた憐れみか）、被教育者のfellowとしてではなく指導医ポジションにあたるinstructorとして、さらに将来米国の放

8　Good bye USMLE
2013年7月10日

Good bye USMLE, forever!

Step 3、何とか合格。
今まで目標でいてくれてありがとう。

今後はrole modelのほとんどいない道を歩んで行くことになるけど、大丈夫、その準備はできている。
それだけの努力はしたし、それだけの挫折をした。
今後、自分の進むその後には、何かしらの道ができていると信じている。

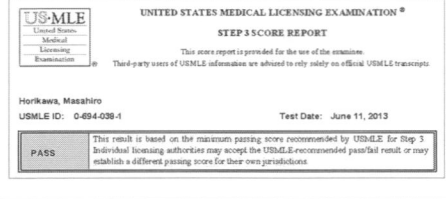

射線診断専門医資格が取得可能な条件を用意してもらうことに成功した（**7**）。またもや3ヶ月足らずで新たな試験に合格しなければならないという壁が出現したが、ここまでくると何があっても驚くまい。なせばなるもので、薄氷を踏むほどのギリギリの点数であったが、受かってしまえばこちらのもの（**8**）。諦めないで次の手を考え続けるIVR医で本当によかったと実感したと同時に、これだけの覚悟をさせてもらえた"桜"には本当に感謝をしている（**9**）。

9 無題
2013年9月20日

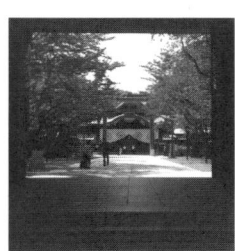
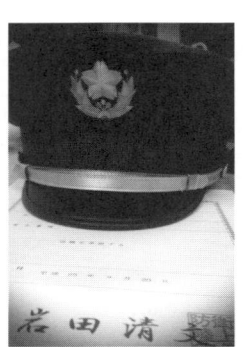

身にまとう 錦はすでに あらねども
咲かせてみせよう 異国の櫻

今まで、ありがとうございました。
今後は、心に桜を懐いて…

結論 覚悟せよ さすれば道は 開かれん

覚え書き

倒れるときはマエノメリ！
海外IVR挑戦記

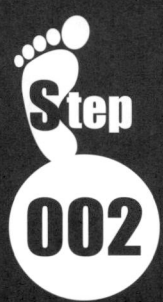

臨床留学ノウハウ
―USMLE、あとは？―

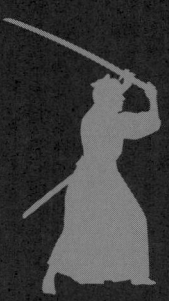

STEP 002 臨床留学ノウハウ
―USMLE、あとは?―

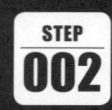
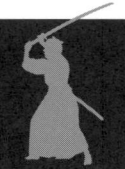

米国臨床留学のために

　臨床で米国留学するためには、資格がいるらしい。そんなことは皆わかっている。USMLEという英語の国家試験を受ければよいらしい。そんなこともわかっている。問題は実際、それがどれくらいの大変さで、無事合格したならば本当に留学できるのかどうかを知りたいのだ。さらにいうと、そんな苦労をしてまでわざわざ米国に臨床留学して、一体何が得られるというのか。筆者が本書を手にした医学生や研修医、または齢30前後の放射線科専門医・IVR医だったとしたら、それを知りたい。本章ではそんな狭い読者層をmain targetとし、たまたま本書を手にとった米国医療に興味のある医療関係者や、自分の将来や業界の現状に漠然とした不安を抱く放射線科専門医を対象に、米国臨床留学の"必要事項と放射線科ならではの実現可能な選択肢"をお伝えできればと思う。

米国の医師資格とUSMLE

　はじめに資格面を整理すると、外国人にとっての米国医師免許制度はresidentやfellowまでの"研修医"として働くための許可証である**ECFMG certificate**と、研修終了後に独立した開業医や勤務医として働くための免許である**permanent license**が別に存在する。ECFMG certificateは**USMLE Step 1（基礎医学）**、**Step 2 CK（臨床知識）**、**Step 2 CS（臨床実地）**の3試験を7年以内に合格すると取得可能であるが、**USMLE Step 3（臨床応用）**の合格は必須ではない（**図1**：USMLEの種類）。一方で、permanent licenseは州ごとの基準で定められており、米国医学部卒の医師には実質的にほぼ全米統一基準であるが、外国人医師にとっては1つの州で取得できたとしても必ずしも他の州で取得できるとは限らない内容となっている。例えばハワイ州はUSMLEの最

Step 1
基礎医学

医師となった後に受験するには3種類中で最も大変な試験

46問×7blockで休憩時間を含めて計8時間のCBT形式。日本で受験可能

Step 2 CK
臨床知識

臨床科目であり、医師にとっては最も敷居は低い

44問×8blockで休憩時間を含めて計9時間のCBT形式。日本で受験可能

Step 2 CS
臨床実地

12人の患者に対して問診および診察15分、カルテ書き10分を繰り返す実地試験。年々難易度が上昇し、日本人にとって最も敷居が高い

試験は米国本土の5ヶ所のみ

7年以内に上記3種を合格（どれを先に受験してもよい）

ECFMG certificate 取得＝Residency and/or Fellowship に入る資格

Step 3 臨床応用

グアム・ハワイを含む米国内（多数）で2日間のCBT形式の試験

※Residency/Fellowshipには必須ではないが、全ての州において permanent license取得の必要条件
また、指導医ポジションやH-1B VISAを得るためには受験が必要

図1 USMLEの種類とECFMG certificate

初のStepを合格した日から7年以内にStep 3を合格していないと一切の例外なくpermanent licenseが取得できない。日本人医師の場合、ECFMG certificateを取得してから臨床留学までの間に数年の期間があることも稀ではなく、米国永住を視野に入れている場合はStep 3の受験時期は事前に入念に検討する必要がある。

　USMLEに必要な時間や労力は当然、各人により異なる。また、医学生時代に受験するのと医師として仕事をしながら勉強するのでは戦略の立て方も異なるだろう。もし医師として最初から受験しようとするならばStep 1の基礎的な内容を勉強する忍耐・時間が第1関門である。「1日3時間＋土日に集中的に勉強できれば3ヶ月で合格可能」というツワモノもいるが、臨床の最前線にいる若手医師にとってその時間と環境をつくることは容易ではない。他方、Step 2 CKは臨床的内容であり、日本のスーパーローテート形式で臨床科を回った世代にはさほど敷居は高くない。あまり知られていないがStep 2 CKを先に受験することもできるので、迷いながら勉強を始める若手医師には試金石としてStep 2 CKからの勉強を勧めたい。医学生であれば絶対にStep 1の受験をお勧めする。なお、Step 1、Step 2 CKともに「Kaplan Q-bank」や「USMLE World」といった優れたオンライン問題集、日本の国家試験対策本「year note」にあたる「FIRST AID」というまとめ本がある。何よりも帰国子女以外の純日本人にとって最大の難関はStep 2 CSであろう。模擬患者に対して「15分で診察し10分でカルテ記載」を計12人に行う実地試験であるが、米国での長期の実習経験がない多くの外国人医師は大枚をはたいて対策講習を受けざるを得ない。年々難易度があがっており、筆者も5日間の対策講習を受講したものの受講直後も自信が湧かず本試験受験を半年延期した苦い記憶がある。

Residency/Fellowshipとは？

さて、**無事ECFMG certificateを取得できたとしても研修先を確保することができなければ意味がない**。ではどこにどのように研修先を確保するか。考え出せばキリがないが、その前に米国の医学研修環境をきちんと理解する必要がある。residentとfellow、インターンの違いは？ そんな疑問に答えつつ、放射線科専門医そしてIVR医のとり得る臨床留学の形を考えたい。

米国ではしばしばPost-Graduate-Year＝PGYという卒後年数を意味する呼称が用いられるのだが、PGY1はいかなる科の医師であろうとも内科・外科のいずれかのインターンとなるのが共通のルールで、多くの専門科ではこの後に各科の専門的な初期研修であるresidency programが存在する。Residencyの年数はその専門性に応じて決まっており、例えば内科residencyがインターンであるPGY1とPGY2〜3と合併した3年のプログラムである一方、外科や放射線診断科のresidencyは1年のインターン（PGY1）修了後、PGY2〜5の計4年のプログラムとなっている。なお、専門性が非常に高い特殊外科（外科の先にある脳外科・血管外科・心臓外科等）のresidencyは外科residencyの修了後に新たな2〜3年のresidencyを追加するという例外であるが、通常は1つのresidencyを終えた後の専門トレーニングは1〜3年のfellowshipで行われる。したがって、選択科や選択fellowshipにより必要年数が大きく異なるので、日本の初期臨床研修医（PGY1〜2）＝residency、後期研修医（PGY3〜5）＝fellowshipという直訳は正しくない。米国のfellowshipの特長は、全米統一で定められた教育基準に基づいて、限られた修練者に潤沢な症例数を経験させて高い専門性を与える教育体制が確

立されていることにある。この制度が専門医の教育の質を担保すると同時に総数制御機構としても働き、高い専門性を持つ科/subspecialtyの高収入を保証することにつながっている。IVRのfellowshipでは、fellow1人あたり最低年間500件から通常は7〜800件、時には1,000件を超えるIVR手技を術者として経験させる。単純に件数だけ比較すれば日本の同年代の医師が行う手技数の約5〜10倍におよぶ。IVR医としての留学を考えた時、この集約的に経験できる手技件数は非常に魅力的だ。

放射線診断専門医・IVR医の臨床留学

それでは、高い専門性を持つがゆえの高収入が保証された専門科である放射線診断科や、さらにその先のsubspecialtyであるIVRの高度集約化された多数の症例を経験できる教育システムを享受するために、日本人医師としてどのように入り込めばよいのだろうか？ Residentで入り、専門医資格を確保したうえでfellowとしてIVRの集約トレーニングを積む道が日本人にも可能なのか？

結論からいうと、

「外国人（特に永住権非保持者）が米国の放射線科residencyに入り込むのは難しく、ほぼ不可能である（アトズサリ）」。

いきなり身も蓋もないことをいうようであるが、99%の放射線科臨床留学志望者にとっては残念ながら事実である。生活の質（Quality of Life）、Doctor's Doctorとしての専門性とstatusの高さ、賃金等の面から全米でもradiologyのresidencyは常にTop 5に入るほどの人気

で、外国人に正面から入る余地はない。では、どうするか。Residencyに入る以外の方法で臨床留学のうまみを味わう方法を考える、もしくは何とかresidencyに入り込む方法/専門医を取得する方法を考えればよい。道は探せばあるもので、**諦めたらそこで試合終了**である。能書き（しかもパクリ）はよいから早く選択肢を教えろとの苦情が聞こえてきそうなので早速とり得る方策をリストアップする（**図2**）。

専門医資格取得potential

1. Residencyに入る以外の方法

1.1：Directでfellowshipに入る
　　有給ポスト：最低必要条件ECFMG certificate
　　　　　　　　＋コネand/or業績・・・・・・・・・・・・・・・・・・・・・・・・・△
　　無給ポスト：International visiting fellow＋ECFMG certificate・・×
1.2：Directで指導医ポジションを得る・・・・・・・・・・・・・・・・・・・○
　　原則有給：最低必要条件ECFMG certificate
　　　　　　　＋USMLE Step 3合格＋コネand/or業績＋幸運

2. Residencyに入り込む方法 ・・・・・・・・・・・・・・・・・◎

インターン1年＋radiology residency 4年のトータル5年
Residencyを修了すれば、無条件で専門医受験資格が得られる
＝修了後も米国で専門医の職を得られる
2.1：USMLEで超高得点をとる
　　＋コネ/業績、永住権、語学に不安（－）、田舎プログラムetc.
2.2：他の米国医学部卒候補者を蹴散らせるコネ/業績
　　通常のコネや業績ではまず無理。まず研究で成果を出し、
　　自施設に必要不可欠な人材と認められること
　　ECFMG certificateは必須

図2　放射線科としての米国臨床留学の選択肢

米国放射線科専門医資格≒米国で生きるための条件

　ここで、極めて重要になる項目は「**米国の専門医資格(board certification)をとるつもりがあるかどうか**」である。これは、ほぼ「**米国で放射線科医(IVR医)としてその後も生きていく選択肢を得たいかどうか**」の問いに等しい。これが完全にNoであれば、迷わず**1.1**のInternational visiting fellowshipを受け入れている施設(SIRのweb等を参照)にECFMG certificate取得済み＋無給条件でかけあうことをお勧めする。臨床留学1年、もしくは研究留学1年＋臨床留学1年のポストを得ることは、適切な情報とコミュニケーション能力があればそこまで難しいことではない(唯一最大の問題は、この1～2年の留学に対しECFMG certificateを取得する労力がpayするのかという点であり、研究留学の際に手技ができずとも病院側でobserverとして数ヶ月過ごせばよいという考えもある)。

　一方で、米国で専門医受験資格を得たい場合どうするか。正面からresidencyに応募できるような候補者(**図2**の**2.1**)は、そもそも細かい戦略など必要としない。USMLE高得点はいうまでもなく、永住権保持者(施設側にVISA問題がない)、語学条件等、全ての点において米国医学部卒候補者とほぼ同等もしくはそれ以上の条件を備えた者だけがとり得るコースである。裏側からresidencyに入り込もうと思うのであれば**2.2**のコースは可能であるが、能力・幸運の他に、人生に対しての多少のチャレンジ精神と楽観性が必要になる；研究留学や上記**1.1**のinternational visiting fellowをしている間にうまく成果を出し、そのままの流れでbossの鶴の一声的にresidencyに入り込もうという方法である。駄目なら帰ってくればよいという気楽さはあるものの、研究面で自分が必

要不可欠であると思わせるほどの仕事ができなければ切り開くことができない道であり自分が世界と勝負できる研究面の一芸を持っていることが必須となる。臨床一本での留学を考えている人にとってはわざわざ選びたい道ではないだろうが、臨床医でありながら研究業績をあげることは確実に米国での生存競争にも＋αをもたらしてくれる。博士号取得以降で、自分の研究分野でのノウハウや成果がある人には是非勝負してほしい道である。臨床をするにはもちろんECFMG certificateは必須であるが、日本の臨床医と比べれば時間もとりやすいうえ、CS対策も米国でできるので勉強効率は非常によい。もちろん、研究留学であっても米国で成果を出すというのはたやすいことではなく、研究者としての立場を築けるような人が研修医に逆戻りするのはデメリットの方が大きいかもしれない。研究者としてのポジションをとり、そこから**1.2**のように臨床でも指導医ポジションをとるという道を目指すのが理想であろう。研究面でアクティブな施設であるだけでなく、研究と臨床の両方を兼任するトップがいる施設というのも鍵になるかもしれない。

American Board of Radiology(ABR) "Alternative Pathway"

しかしながら、この**2.2**のデメリットを解消できる方法は実際に存在する。American Board of Radiologyの"Alternate Pathway"と呼ばれる外国人放射線科医が米国で専門医を取得するための特別コースである。必要条件は、母国の放射線診断専門医と4年連続同一施設で臨床ポジション(subspecialityを問わず、resident/認定fellow/非認定fellow/指導医のいずれか)を得ること。"4年連続"は結果的に4年間在籍したのでは駄目で、"事前に"4年間のプログラムを組んでもらわねばならないため、entryの敷居は一気に上がる。最大の難関はfellow

や指導医ポジションを4年間とるということの難しさである。考えてみれば、どこの馬の骨かもわからず、英語もつたない外国人を誰がわざわざ雇うであろうか。しかしながら、そこに道があるのとないのとでは大きな違いである。無給条件/強力なコネ/人手不足の施設・地区を選ぶetc. 手法を組み合わせれば可能性はある（筆者はこの方法）。何より、**2.2**の方法のように事前に比較的不人気なsectionのfellowshipや研究留学を先行させてその間に評価を得て交渉を進める方法も十分現実的な選択肢となり得る（近年でも実例あり）。

Take advantage of being a Japanese radiologist!

　どの道を選ぶにせよ、重要なことは**"すでに日本の放射線科専門医である"というadvantageを活かすこと**である。米国の学生とresidencyのポジションを争う限りは彼らの土俵で戦わざるを得ず、外国人のdisadvantageを払拭するためにUSMLE超高得点をはじめとするありとあらゆる条件が必要となる。しかし、はなからそれ以外の道（放射線科専門医としての道）で戦うと決めてしまえば、点数がよいに越したことはないものの、USMLE/ECFMG certificateは我々にとって単なる通過点と化す。このようなresidentを経ずして専門医受験資格を得られるシステムがあるのはACGME（全米卒後医学教育認定評議会）に認定される専門医のうち、唯一放射線科だけなのである。この制度を利用しない手はない。学生時代から入念な準備をして臨むのが有利なことは間違いないけれど、意志さえあれば遅すぎることはない。日本で専門医として働きながらUSMLEの試験に合格するのは見かけの点数以上にインパクトがあり、点数が悪かろうとも結構尊敬される。事実、筆者は交渉先のboss達にUSMLEの点数を聞かれたことは1度もない。

最後に（以下、沸騰中につき閲覧注意）

　放射線科志望・IVR志望であろうがなかろうが、臨床留学の想いを胸に秘め、悶々とした気持ちを抱えるなか本書を閲覧してしまった若者に告ぐ。**何はともあれECFMG certificateをとれ。最低点でもよいからUSMLEに受かれ**。1度や2度落ちても構わない。とにかく最終的に受かれ。ECFMG certificate取得が突撃の合図。米国の学生、研修医と勝負しようと思うな、専門医として勝負しろ。**勝てるところで勝て。カテで勝て！**（特にIVR）。日本の放射線科専門医の質の高さは負けていない、勤勉さでは絶対に勝っている。専門医としての成果を出せ。贅沢をいわずケースレポートでよいから論文を複数書け。**書を捨て町へ出、国際学会に殴り込みをかけろ**。発表はなくてもよい（あった方がもちろんよい）。行きたい施設を狙い撃ちしacademicな質問を放ち、ついでに留学受け入れのジャブをかまし、熱心で勤勉な日本人像をアピールせよ。出て打たれて、それでも出て、打つのを諦められる杭になれ。空回りしていたとしても、日本の医療の将来を憂える人間が必ずや手を差し伸べてくれるはず。特に日本の放射線科という狭くて意外にも人間臭い業界には、それを信じて進む価値がある。そして、最終兵器はにっこり「自費でもOK！」。本書を読んで背中を押された若者が留学するころには、自費留学でも困らない程度の支援が受けられる体制を必ず確立させてやろうと思う（※）。自分の持てる武器を最大限発揮し、立ち止まらず進め。「**突撃あるのみ（マエノメリ）！**」偉そうに命令形を連発した筆者が志半ばで倒れようとも、その屍を超えて進め。その先にどんな時代が待っているのかわからないけれど、**1度前に進むと決めたならば迷っても迷わなくて**

も1度限りの人生。挑戦のためだけに使うのだって悪くはない。意識しようがしまいが、我々は2011.3.11以降の日本人なのだから(**1**)。

1　2011.3.11を忘れない
2012年1月1日

Remember 2011.3.11.

意識しようがしまいが、僕らは2011.3.11以降の世界を生きている。

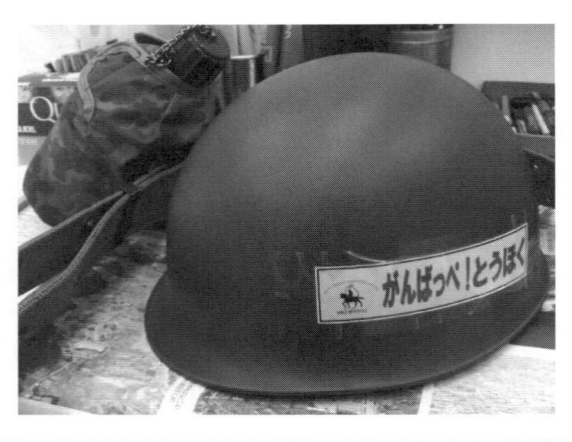

結論　迷うより　資格をとりて　マエノメリ

※2015年9月現在、日本の放射線診断専門医資格を有する意志ある海外挑戦者は、筆者の設立した遠隔画像診断会社で金銭的にも税制面でもサポートすることを約束する。制度がなければつくればよい。自分達の人生は自分達で切り開く。そんな仲間が1人でも増え、一緒に仕事ができる日を楽しみにしている。

倒れるときはマエノメリ！
海外IVR挑戦記

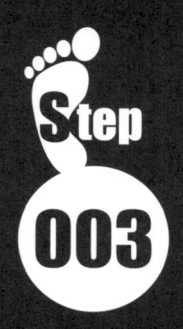

Step 003

誰にもいえないお金の話
―自費留学の覚悟、起業―

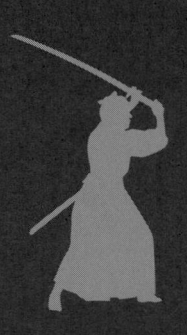

STEP 003 誰にもいえないお金の話
―自費留学の覚悟、起業―

お金の価値とアメリカ人

　お金は大事である。何を唐突にと思うかもしれないが、特にアメリカにいるとそれを実感する。こっちには"清貧"という考えは恐らくない。あまりに多様な人種・多様な価値観が存在している場所では共通の評価軸がいる。だからこそ、プロスポーツ選手も高額年俸をもらうこと＝自分が評価されていることと捉えて遠慮などしない。政治の世界ですら、むしろお金をしっかり集められることは評価基準の1つとなっており、大統領選などではどちらの陣営がどれだけ政治資金を集めたかがニュースで大々的にとりあげられ、より多く政治資金を集めている＝よりpowerfulな支持層を持っていると捉えられ評価される。医療の世界でもまたしかり。平均年収が高い科は競争率が高い。その高い競争を勝ち抜いたいわば"上澄み"がそれらの科に行けるという認識が自他共にあるため、**金銭面の充実＝能力面の反映として尊敬を受ける**。もちろん、個人個人のレベルでもっと多様な考えは存在するのだが、ザックリいうとアメリカ人のお金の捉え方はそんなところである。本質的に階層社会・競争社会であることが受け入れられているがゆえに、他人のお金に対して嫉妬心が低く、羨望と嫉妬が明確に区別されている点は、ある意味で心地よくすら感じる。しかし、この考えは一方で行きすぎた階層社会をつくる社会悪ともなっている。医療費が高額で、自己破産原因の6割が医療費関連

であるという現状は世界の中でも明らかに異常だ。しかし、それを改善させようとするオバマケアが評価され難いのがアメリカなのだ。この違いは中流意識、そして清貧思想を重んじる日本人的感覚からはあまりに離れており、知っておかないとアメリカでの金銭の話が始められない。

　もう1つ極めて大きな事項がある。「アメリカは、アメリカ人のためにあり、決して外国人のためにあるのではない」という点だ。誤解を生むかもしれないが、外国人はアメリカ人を利するために用意されており、VISAから何から実にそのことが徹底されている。「自由と平等」を掲げるのは一種のプロパガンダで、そこに自由と平等がないからこそ、あえて掲げているのではないかとすら思える。VISA制度（詳細は**図1**参照）、そしてresidency・fellowship・専門医制度・州ライセンス等、とにかく全ての外国人受け入れ制度の中で痛感させられたことは、つまるところ**外国人がアメリカで職を得、高いステータスを得ようと思ったら、どのようにアメリカ人を利せるかということを常に考えなければならない**。そのようにシステムがつくられているし、そうでない部分は必ずそのように変更される。これは、恐らく今後アメリカで相応のポジションを得ようと思ったときに、外国人として必ず意識していかねばならないことだという確信がある。

アメリカ人のためのアメリカ ー 僕らは"ガイジン"

　ようやく臨床留学にまつわるお金の話。まず、現状把握であるがresident、fellow等の被教育ポストは、教育を受けられるという点では受益者にもメリットがあるが、一方で雇用者側からすれば熱心に働く労働力を安価に手に入れる制度でもある。Residentの給料は4〜5万ドル/年程度、fellowの給料は6〜7万ドル/年、一方で専門医になるとgeneral radiologistで25〜35万ドル/年、IVRのsubspecialityがつく

と30〜40万ドル/年が平均と、実に5〜10倍もの差がある。放射線科に限らずどの科でも専門医になると給料が跳ね上がるのが常であり、アメリカの文脈からいえば、この跳ね上がった給料のうまみはアメリカ人のためにあるので外国人は被教育ポストが終わったら本国に帰ってもらうのが一番よい。そのために、臨床研修医(resident/fellow)のために発行されるJ-1 Clinical VISAには研修終了後に最低2年間は本国に帰国しなければならないという"2-year rule"が存在する(**図1**：臨床留学に関するVISAの種類)。臨床研修終了後の外国人医師にとって、2年のブランクは指導医ポストを目指しての就職には明らかなマイナス要素であり、さらに専門職就労VISA(H-1BまたはO-1)が必要となる雇用条件は雇用者にとっては面倒の種である。結果として2-year ruleを経た医師は買い叩かれ契約条件が悪化するのみならず、米国で就職できないというリスクにさらされることになる。日本人医師にとっては、わざわざアメリカに残らなくてもよいじゃないと思うかもしれないが、アメリカで専門医として働くこと＝アメリカンドリームであるインドをはじめとする発展途上国出身医師からすれば死活問題だ。ここに、多少の犠牲を払っても何とか2-year ruleを回避したい、という研修終了後の外国人医師が毎年多数産出される。これを巧みに利用するのが、アメリカだ。

アメリカでは、就職希望者の少ない退役軍人病院等の連邦政府機関やmedically unserved area(≒医療過疎指定地域)で勤務する場合、この2-year ruleを免除するというJ-1 waiver programがある(**図1**)。Medically unserved areaは、必ずしもド田舎過疎地域というわけではなく、都市部であろうとも人口比で相対的に足りていない場所が指定される(例えば、マンハッタンのど真ん中の病院でもスラム街が医療地域に入っているとmedically unserved area指定されたりするらしい)

のだが、このJ-1 waiver programの存在により、アメリカ人と同等の教育を受けた外人部隊を、アメリカ人医師の不足しがちな機関・地域に送り込むことが可能となる。外国人医師に対しての『自由（と平等）』をも同時に提供する心憎い"システム"である。さらにいうと、そこまでして米国を利しながら残った外国人はもはや"留学生"ではなく、多くの場合が高度専門職として永住権（いわゆるgreen card）を申請できる条件を得ることができる（J-1 waiver programでは通常H-1B VISAが適応

J-1 Clinical VISA 交換留学VISAの一種。Resident/FellowのVISAの王道。H-1B VISA以外の臨床留学はこのVISAとなるが、2-year rule（本文参照）が付記され、ここから永住権申請は不可。最大7年まで延長可能。

※J-1 waiver programとは？：2-year ruleが免除される方法のことで3種類存在。
　①Conrad 30 program：各州で毎年30人まで認められるwaiver programで、通常medically unserved areaでの就労が必要（本文参照）。
　②VA（退役軍人病院）をはじめとする連邦政府機関での就労（原則3年）。
　③特定地域の特別waiver program：
　　Appalachian Regional Commission Waiver（家庭医不足を補う東海岸13州のプログラム）
　　Delta Regional Authority Waiver Program：ミシシッピ川流域8州限定。条件は①のConrad 30 programと類似。

J-1 Research VISA 研究者のための交換留学VISAで、臨床留学は不可。2-year ruleはつかずJ-1 Clinical VISAへ変更可能だが、日本学術振興会海外特別研究員は例外的に2-year ruleがつくので注意。永住権申請は不可。

H-1B VISA 専門職就労VISAの一種。2-year ruleがなく、永住権申請も可能だが、多くの施設はサポートしてくれない。USMLE Step 3必須。最大6年まで延長可能。

O-1 VISA 専門職就労VISAの一種だが敷居は極めて高く、渡米初期には選択肢に入らない。永住権申請は不可だが、延長年限に制限なし。

図1 臨床留学に関するVISAの種類

される)。したがって、結局好条件を手にできるのはやはり米国人およびそれと同様の権利を持つ者(永住権保持者)となる。国を挙げた、この冷徹なまでの合理的システムがアメリカだ。

敵を知り、己を知りて、つき進め

　何度でも強調したいが、これらは怖気づかせるために書いたのではない。適切な現状把握が、適切な問題解決につながるのだ。**敵を知り、己を知れば百戦危うからず**。ルールは明瞭、アメリカ人の利益を食わずに道をつくり、安い労働力と思われている点をさらに利用する。しかし、まずは入り込まなければ戦えない。だからこその「**無給＝自費留学のススメ**」である。先に、アメリカではお金＝評価だと書いた。これと矛盾するとの声が聞こえてきそうだ。その通りである。ずっと無給であってはならないし、無給に見合う利を刈り取らねばならない。ちゃんと欲張ってほしい。アメリカに残りたい人なら、その先の道を開くname valueのある施設を、短期で日本に帰る人なら、自分の目標を明確にしてその目標を達成できる施設の目途をつけてから、奥の手の自費留学を発動させてほしい。そしてその末に留学先を得たなら、自費留学だからといって生活に困窮して学会にも行けず、自分自身の教育にもお金をかけられないという本末転倒をしてはいけない。ある程度病院にアクセスがよい場所を選び、居住環境を含めストレスが軽減できる環境をつくり、万全とはいわないまでも自分のパフォーマンスを高いレベルで保たなければいけない。「**ボロを着ても心は錦**」**は通用しない。こっちの諺は真逆で**「**Cloth make a person**」**なのだ**。

海外挑戦"虎の巻"

　お金は必要、けれども無給。このミッション・インポッシブルともいえる状況を乗り越えるすべはいかなるものか。ここからが人にはいえないお金の話の真骨頂。自費留学を覚悟し、その上で自分のパフォーマンスを維持するための生活を確保しようとしたら、やはりある程度稼がなきゃいけない。では一体どれくらいをどうやって。

　これが虎の巻でござる(**図2**：自費留学に勝つ!)：(イ)兵糧攻めに勝つ＝「貯金を切り崩さない」、(ロ)神経戦に勝つ＝「衣食住を満たす」、(ハ)一騎打ちに勝つ＝「自己研鑽資金の確保」。

(イ)兵糧攻めに勝つ！＝貯金を切り崩さない
年間の生活費(大物)：初期費用、家賃、保険料(健康保険、自動車保険)。詳細は図2を参照。これらを考えてin＞outを保つことが極めて重要。また、貯蓄額に余裕がなくなると精神的につらい→渡米前貯蓄目標1,000万。

(ロ)神経戦に勝つ！＝衣食住を満たす
衣：ほぼ日本からのものでもOK
食：日本食スーパー、大手スーパー、寿司屋、ラーメン屋etc.
何よりも住：治安、日本人コミュニティ、教育(school district、kindergarten)、通勤方法・時間
絶対にケチってはならない。
下調べが必須＋渡米後1週間ほどのホテル住まいの間に探すのが一般的
※これは研究留学の人も同様。筆者推奨は、最初の1、2ヶ月間本人のみで全てをset up(住所、銀行口座、車、SSN、英語)→英語↑家族の絆・尊敬↑

(ハ)一騎打ちに勝つ！＝自己研鑽資金の確保
せっかくアメリカにきているのに、自分の能力を磨けなければ意味がない。自分のdutyの他、病院企画の英語プログラム、放射線科resident lecture。北米各地の学会にも積極的に参加すべき。

図2　自費留学に勝つ

(イ)渡米前準備金
渡米前貯蓄額目標1,000万円。最低でも500万円＋保証人/スポンサー（家族・親族を含む）。米国での収入がない場合、J-1 VISA取得の際に銀行預金の残高証明が求められるがその目安は渡航期間に応じて〈本人1,000ドル＋配偶者500ドル〉×渡米月数。

(ロ)渡米初期費用（大人2人基準）
一般に300万円/family前後。
引っ越し費用（40～50万円）＋渡航費/（20～30万円）、家賃および入居初期費用で家賃3ヶ月分（条件によるが大都市周辺だと概して月々西海岸で15～20万円、東海岸で20～25万円）、保険料（日本で加入できる長期海外旅行保険20万円/人＋自動車保険10～20万円：自動車保険が大幅に割引になるサービスのあるJAL family club入会がおすすめ）、車購入（中古車でも100万円前後）。

(ハ)渡米後維持資金
日本とほぼ同じ＋自己研鑽費＋レジャー。
（家賃、光熱水道費、携帯/インターネット/CATV、教育費、食費、交際費、一時帰国費）
※上記のとおり日本で加入できる長期海外旅行保険は20万円/人・年だが歯科・妊娠はカバーされず、妊娠をカバーするなら現地の保険で月1,000ドルを超える負担も覚悟）＋医師賠償保険費（resident/fellowは原則病院負担だが指導医としての就職の場合は要確認）。

図3　三種の必要資金

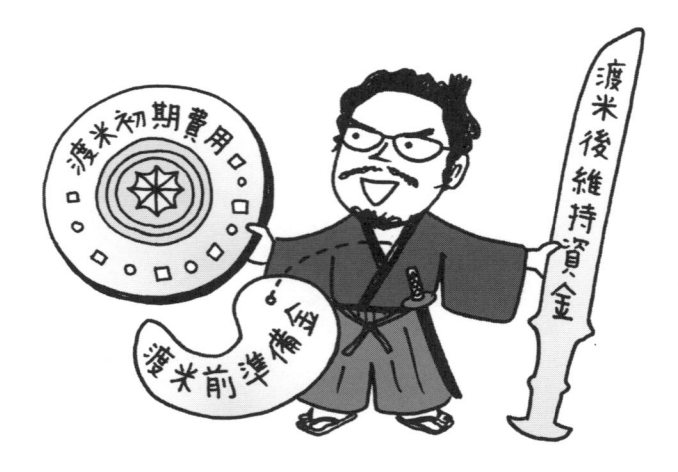

必要な資金は3通り（**図3**：三種の必要資金！）：（イ）渡米前準備金、（ロ）渡米初期費用、（ハ）渡米後維持資金。

　そして、この資金の工面法でござる（**図4**：自費留学のツボ！）：（イ）親のスネをかじる、（ロ）資産家で不労収入がある、（ハ）所属先からの給料/日本学術振興会海外特別研究員（学振）、（ニ）遠隔画像診断をする、（ホ）一時帰国時にパートをする。

　図5に放射線科の特権ともいえる留学中の遠隔画像診断についての考慮点を付記する。システムについてはひと通り整備された感があるが、特に税務や万が一の訴訟時の対応については（2015年9月現在）依然として不透明な部分が多い。その不透明さをリスクととらえるかチャンスととらえるか、それすら個人の判断に委ねられている。筆者は自分自身の渡米中の財政面を支えることを発端として遠隔画像診断会社の起業を

(イ)親のスネ、(ロ)不労所得
↓
これがある人は(ハ)(ニ)(ホ)不要だが……

(ハ)所属先の給料、学振：国公立大学で20〜30万円/月。学振は年額約380〜520万円（ただし競争的で、博士号と研究実績は必須条件）。

(ニ)遠隔画像診断：放射線科留学の最大の強み。図4参照。

(ホ)一時帰国時のパート、奨学金
1回の帰国期間2週間のうち1週間働くと50万円前後
＋その間の遠隔画像診断。ここから税金抜かれる。
※結局、家族で帰国の場合はこの稼ぎは渡航費に。
Keywords：民間医局、MRT、D to D、Dr.アルなび
　臨床留学の奨学金は少ない：日米医学医療
交流財団で最高100万円（実際は30〜70万円が大多数）。

図4　自費留学のツボ

考え、最終的には意志ある海外留学志望の放射線科を支えたいという思いから株式会社設立の選択肢を選んだ。2015年9月現在、設立から2年強の日々が経ったが遠隔画像診断事業のみならず、IVRデバイスの研究開発や海外在住放射線科医のネットワークを活かした日本の夜間救急画像診断支援体制の構築事業等へと活動の幅を広げつつある。**自分の苦しんだ道を後進にそのまま残さないこと**。それが過去の自分に対する誓いであり、自分を駆り立てる原動力にもなっている。

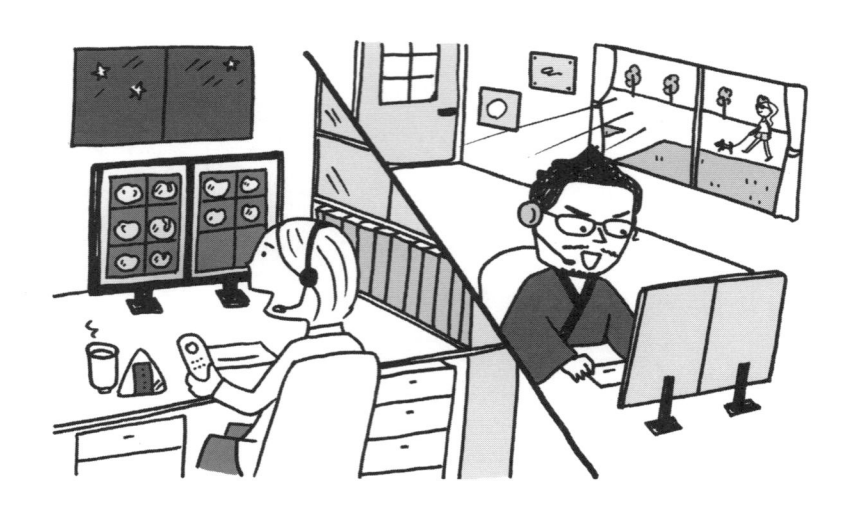

放射線科の特権＝留学中の遠隔画像診断についての検討事項

1. システムの種類・利点/弱点
日本⇔米国の間には海底ケーブルの容量の問題もあり、回線速度制限が存在するため、必ずしも思い通りの速度で読影ができるわけではない。加えて、米国のインターネット事情は大都市でも日本と比べると高速化が進んでいない。クラウド型遠隔画像診断のメリットは初期費用が安く機材を必要としない反面、読影速度は不安定である。サーバー形式のデータ転送の場合、速度が安定する反面、初期費用や移動時のシステム運搬に難がある。

2. 実際に読影できる数と報酬額
副業で労力をとられすぎてはせっかくの留学に全力を注げない。見積もりは最小限で行い、それでもなりたつ計画を立てる必要がある。平日5件×20日、週末で12～13件と見積もれば月に約150件。報酬額はさまざまだが、大手企業では1件1,000～2,000円。2,000円/件以上の条件が得られれば即決すべきであり、筆者の経営する（株）クオリティラドIVRは留学生にこれを保証している。

3. 事業形態と税務、万が一の訴訟のリスク
留学中に海外で遠隔画像診断を行う上での税務・法務的課題は依然として多く、就労形態が税制と密接に関わっているため非常に複雑だ。万が一に訴訟に巻き込まれることを想定した場合、過去の判例もないため対策や予測は困難を極める。

非常勤勤務等の業務委託契約	住民票を米国に移し米国で画像診断を行うと、所得発生源は米国となり、米国での所得税が課されると考えるのが普通。その場合、遠隔画像診断にまつわる訴訟に巻き込まれた場合は米国での診療と同様に扱われ日本の医師賠償保険の範囲から外れる懸念がある。
個人事業主としての契約	住民票を米国に移した場合、そもそも日本国内の個人事業としてなりたたない。日本に住民票を残した場合、意図的に実態と異なる虚偽の申請をしていることが懸念される。
合同会社 株式会社	どちらも法人格として日本に事務所をもち、その役員として報酬を得る場合は税務上、海外在住でも日本での就労と同様にみなされるため海外からの読影でも違法性は生じにくい。また、住民票を海外に移していても日本の会社経由で日本の健康保険が残せる等のメリットもあるが、設立費用に加えて日本の事務所を運営することが必須となるため敷居は高い。

図5 （留学時）遠隔画像診断の鍵

誰にでも事情や物語がある

　筆者の場合、渡米に際する準備資金や遠隔画像診断会社設立資金に加え、さらに防衛省の早期退職に対する償還金（契約不履行に対する反則金のようなもの）が必要となった。おおむね、一般的な若手医師の1年分の年収程度で、決して安くはない額である。自分の懐からそれを支払うと、医者になってから貯めた貯金はほぼスッカラカンで、当時婚約したばかりの妻の貯金を合わせても米国VISA申請時に必要な銀行預金残高証明額（**P. 044図3**参照）に満たなくなってしまう。ほとほと困って両親に相談した。退職直後の地方公務員の父と、専業主婦の母。金銭感覚の違い、リスクを背負うことへの意識の違い。どう説明しても理解してもらえるとは思えず、防衛省の義務年限を満了するまで退職を待といわれて終わりだと思っていた。すると母からおもむろに、2年前、脳梗塞の末に亡くなった祖母の話をされた。かつて医者になった者がいない家系で、初めて医者になった孫ができたことが1番嬉しかったと語っていたと。そんな祖母の遺産処理が終わり、ちょうど、多くはないが母の元にも遺産が振り込まれたと。なんたる偶然か、償還金とほぼ同額だった。

「ばあちゃん、僕らは身をもって次の世代に続く道を残してかんといかんね」。

結論　もののふも　避けては歩めぬ　金の道

倒れるときはマエノメリ！
海外IVR挑戦記

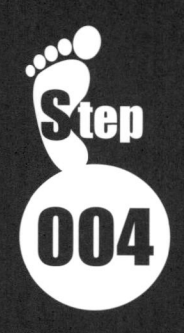

Step 004

カルチャーショックをブッ飛ばせ
—渡米後あるある—

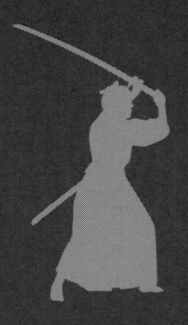

STEP 004 カルチャーショックをブッ飛ばせ
―渡米後あるある―

新生活のset up、心身の準備

　いよいよ渡米が1ヶ月後に迫ってきたと想像してほしい。あなたは何を準備し、アメリカに到着したら、何をすべきなのか。本章では渡米前から渡米後数ヶ月に体験するであろう諸雑務のうち、生活の肝になるだろう項目と、日米の文化的違いの中で心身を健康に保つための工夫をとりあげたい。誰であろうと多かれ少なかれ、カルチャーショックは経験する。そのカルチャーショックを苦しむも楽しむも、結局は自分次第なのだ。

　「先達はあらまほしきことなり」。まず、身の回りで可能な限り最近渡米した人を捕まえよう。面識などなくてもよいし、科は違ってもよい。そ

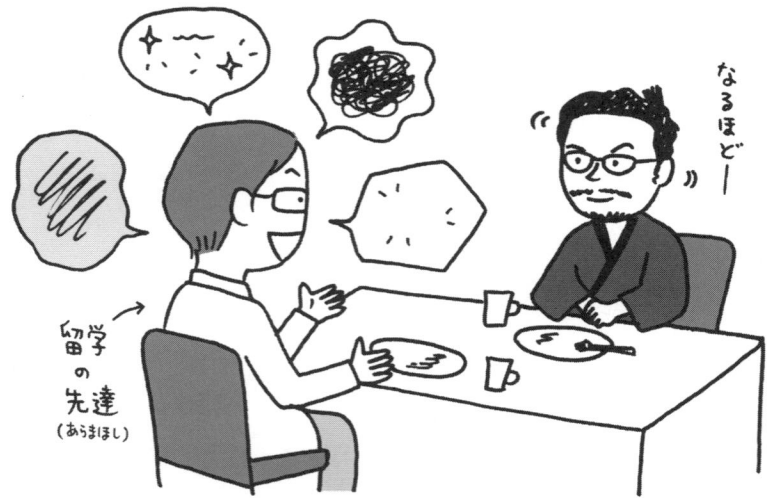

の人にメールをし、電話をし、場合によってはご飯・お酒をご馳走になりながら、自分の抱える不安、希望を根掘り葉掘り聞くとよい。彼/彼女は、自分の留学の成功面や楽しかった思い出だけでなく、苦労や反省点も語ってくれるに違いない。特に、他人の成功の話以上に、失敗の話に耳を澄ませてほしい。他人の成功は往々にして真似することは難しいが、失敗を繰り返さないことは比較的容易だ。そしてそれらの多くは制度面だったり、文化面であったり、事前に知っていれば防げた失敗であったりする。「前もって知っていれば!」、「なぜ前の人達は教えてくれなかったんだ!」と心の底から嘆く瞬間は、誰しもが経験する。それらを継承し、同じ失敗を繰り返さず、うまくいったこといかなかったことを後進にフィードバックすることで先人達への恩に報いてほしい。そして、この過程の中で、留学・渡米という共通項が思わぬ形で人を結びつけることを実感するだろうし、意外にも多くの人が自分をサポートしてくれるという事実に感謝の念を抱くこともできる。得難い経験だ(**1**、**2**)。

　かくいう筆者も、最大限渡米前の情報収集をしたつもりが、ご多分に

1　自科はもちろん、他科の先生ともつながることは必要だ
2013年9月20日

僕はつくづく恵まれていると思う。
今日は他科の先輩医師家族から送別をしてもらった。

自分が何者でもない研修医のころに、医者としての姿勢を教えられ、道が違えど応援してもらえている。

よい医者にならなければならないと思う。
よい医者を育てなければならないと誓う。

2 さまざまな人にサポートしてもらえている事実に気づかされるたび、感謝の念に堪えない

写真は大学の先輩で、Children's hospital of Michiganのcardiologyのassistant professor小林大介先生一家と。　　　2013年12月8日

北米放射線学会の行われたシカゴでは、日系企業で駐在勤務中の高校時代の友人家族と再会。そして、帰り道にデトロイトに寄り道をし、臨床留学後にその後も指導医としてアメリカで働く大学の先輩家族と再会。異国の地で再会することにはやっぱり特別な感慨がある。

今後、もっとこういう出会い・再会がいっぱいになってくるだろうし、そういう時代になる。
僕も皆にしてもらったことを、返していきたいと思う。
アメリカだからできること、日本ではできない？
よいと信じることは世界のどこにいてもやりたい。

色々なことを言い訳にせず、自分達の思い描くよい医療、よい社会をつくっていくこと。
そしてよいものを選んで自分達の世代から子供達の世代へ引き継いでいくこと。
それが自分達の世代の責任だと思う。

皆、また世界のどこかで（結構頻繁に日本に帰るけれど）。

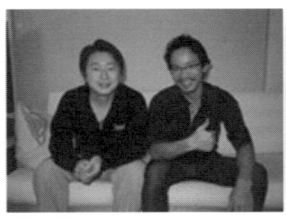

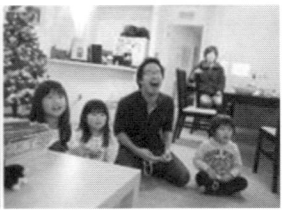

漏れず苦労し、「事前に知っていれば」と嘆き、「聞いていたのと違うやんけ!」とたびたび叫び、「これがアメリカか!」と実感させられることも多かった(**3**～**5**)。もちろん、それでこそ渡米した意味があるというものだけれども。

3　Clinicalの英語レベルは容赦ない
2012年7月21日

西海岸のオレゴン州にあるDotter Interventional Instituteという血管内治療の生みの親を記念する施設で初めてアメリカのinterventional radiologyを目にした。
色々思うことはあるが、何はともあれ臨床で必要とされる英語のレベルは圧倒的に高い。
高いというよりも、容赦がない。
皆が早口高圧キャラのDr. Benton並とはいわないが、レベルとしてはドラマ「ER」そのもの。
渡米までの2年で何とかそこにもっていかないといけない。
2年後どこにいることになるのか。それはまた別の話…。

毎日結構ぐったりで、ルームサービスのありがたさを初めて知った32歳の夏。

4　プチ・サプライズとMiddle name
2013年10月10日

水曜日が終了。
まずはclinicalではなくlaboからスタートだけど、やはり慣れない環境下では結構疲れる。
…が、とりあえず喋りたおしてる。
喋らんともったいないし、何を喋れないのかがわからない。
行ってみたらなんと他の日本人医師1人と韓国人医師がすでに

research fellowでいてびっくり。
laboのメンバーと一緒にすでに今週で豚さん3頭と格闘。
明日も2頭の予定。
今日は大腿動静脈のcut down、明日は挿管！

ところで、私、新たな名前を得ました。いわゆるMiddle nameってやつ(でよいのだろうか?)。
"Masahiro"がどうしても米国人には発音が面倒で、いつも"Masa"といってたのだけど、それでも日本人は"Masa"が山ほどいるし。
...で、Masahiro "Ricky" Horikawaに決定！

Tricky, HoRicky & WorkahoRicky
So everyone, let's call me Ricky!!!

5　ウェルカム・サプライズ

2013年10月15日

自分がしたいことは明確に主張すべし。

今日は遂に病院側に進出！

「Hardworkingだっ！」って売りこんどいたら本気で働かせるつもりっぽくて、何と「お前がやるべき3つのstudyを用意した」と。望むところだけど、一方で来年の6月までは休みは好きなだけとって学会も行きたいところに行けと（自費だからだけど）。

そのかわり、来年からの雇用形態はごまかしが利かない。
本当に研修じゃなくて、半分は指導医としてのポジションを用意してくれるようだ。
どうなるか...?
Nobody knows. Just do it.
I'm here for it. Charge ahead!

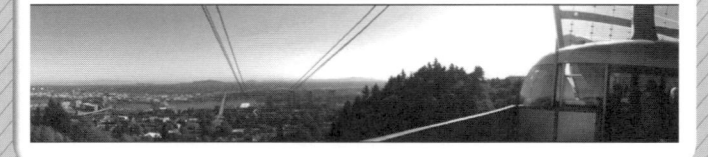

下記に渡米前準備で有用と思われる情報を挙げたい。ここでのポイントは、「日本にいる間でなければできないこと」。そして、「1度決めてしまったら戻れないこと」である（**図1**）。

VISA申請	疑いもなく最重要項目。大使館面接にはDS-2019、DS-160、SEVIS領収書が必要だが、最低3ヶ月の余裕は必要。半年〜1年前にはDS-2019の手続きを始めるのが理想。
JAL family club	サービス内容に、長期海外旅行保険の割引入会の他、AIU提携で渡米後の自動車保険割引の制度があり重要。ANA派の人でも、とりあえず入るべし。
銀行口座（日本）	Citibankなら海外でも引き出し可。三菱東京UFJは海外赴任者向け口座（＋）。楽天銀行や三井住友銀行等はネットで海外送金可。新生銀行は海外口座を事前登録すれば2回目以降は電話で海外送金可。現金に換える際の手数料圧倒的最安は実はFX口座（マネーパートナーズ等）。いずれも、日本にいるときしか開設できないので、早めに考える。家が決まってる場合の契約・賃料振り込みは現金や銀行振り込みではなくmoney orderという小切手を用いるのが一般的（日本の郵便局で準備可能）。
住民票移動	1年未満の人は不要。1年以上の人は海外転居で非居住者扱いとなると、住民税がかからないので必須。確定申告必要な場合は納税管理人（通常は親族）の届け出が必要。
資格等	特に臨床留学の場合、州ライセンス申請のために卒業証書（原本・英訳）、研修修了書（原本・英訳）、専門医認定証（原本・英訳）をはじめ、必要書類は入念にチェックを（サインが必要なものは特に）。米国ではデータでの提出も広く受け入れられているため、PDFファイル化しておくと便利。
その他	携帯電話のSIM lock解除、日本のクレジットカードの整理・入会（1枚は残しておいた方がよい）、海外の飛行機移動が多くなる人は航空会社上級会員資格付帯のゴールドカードや、世界中でラウンジ使用可能なプライオリティパスのついてくるゴールドカード入会。

図1　渡米前準備の「肝」

環境、そしてphysicalを"整える"

　連載記事を執筆中の2014年3月、"整った男"長谷部（サッカー日本代表MF、参考文献：長谷部誠「心を整える。　勝利をたぐり寄せるための56の習慣」）が半月板損傷で6月に控えるW杯への出場が危ぶまれるニュースが入ってきた。プロスポーツ選手だから常にリスクを抱えるのは当然であるが、彼ほど整った人間でもけがをする。我々の身においても渡米後、何よりも大切なのは**安全と健康**である。けが、病気をしては渡米中の活動は極めて制限されるのみならず、米国では医療にものすごくお金がかかる。医療保険の準備は必須であるし、住むところ1つ、休暇の過ごし方1つがそのリスクマネジメントに関わってくる。万が一自分が仕事中に家族が犯罪に巻き込まれたと想像してほしい。その瞬間、自分の決めた留学は人生最大の後悔に変わるだろう。当然、お金がかかっても治安のよい地域に住むべきだし、事前に情報が集められなければ渡米後1〜2週間はホテル住まいをしながら情報収集をし、物件を探す必要がある（それでもリスクはゼロにはならない）。筆者は学生時代にバスケットボールの試合で膝の前十字靭帯を断裂したが、再建術を受け、その後もバスケットボールやwinter sportsは楽しめる状態にある。しかし、医者になりIVRを人生の生業とすると決めて以降、バスケットボールもwinter sportsもほとんど本格的にやっていない。研修医1年目のころに、自分の不注意で右腕を筋膜下まで損傷するけがをしたのだが、幸運にも機能障害なく回復した経験も影響している。後遺症の残る可能性のあるけがの治療中に、自分の人生に対する自分の責任の重さを実感させられた。それ以来、医療のプロとして自らの選択で仕事上に悪影響を与えるけがのリスクは極力とらないことを決めた。バイクを運転しないこと

も同様の理由だ。そんなことはささいなことかもしれないし、そうしたとしてもリスクは絶対にゼロにはできない。極端な話、突然30代になって神経系の難病や悪性疾患を発症し仕事を継続できなくなるかもしれないし、宇宙から降ってきた隕石にあたって死ぬ人だって世の中には存在

家の契約	Zillow、Trulia、Redfin等のサイトで目星をつけ、仲介業者はできれば日本人業者を探す(他社物件も扱ってくれる)。ホテル住まいの間に現地で見学→契約。初期費用はmoney orderと呼ばれる小切手で支払う。Money orderは日米いずれの郵便局でも入手可能。
銀行口座開設	住所が決まり次第、その契約書+passport+VISAでcheck account作成可能(Bank of America)。Debit cardもすぐに発行可。
SSN (Social Security Number)	入国から2週間以後に申請(それ以前に行っても入国管理局から入国情報が入ってないと申請が拒否される)。申請書/passport/VISA/I-94/DS-2019。申請から通常1週間以内に郵送される。
クレジットカード	SSN入手後に申請。日系航空会社の米国カードに申し込む。1年程度の滞在者にはdebit cardでも十分。
運転免許	国際ライセンスは1年有効だが、移住の場合の有効期限は州により異なるので注意。DMVで申請、PCで試験(日本語もある)→合格後、別の日に実地(車は自分で用意)。係員の態度悪い&混む。
車契約 /car share	ディーラーのみならず、個人売買もさかん。ただし、中古車は比較的高い。Car shareはZipcar/car2go等、近くにあれば非常に便利(保険料も駐車場代、燃料代も不要)。英文無事故証明書は日本の自動車安全運転センターにて発行可。
携帯電話	携帯電話はとりあえずプリペイドを購入(コンビニやBest Buy)。SSNが発行されてから本契約。CATVやインターネットとセット契約も◎。

図2　渡米後手続き一覧

する。けれども、それはまた別の次元の話。運と選択は異なる。まして、IVRのためにわざわざ日本を離れアメリカまできて、自分の手でIVRができなくなるリスクを高めることはとても許容できない。自分の選択の重みをここまで痛感させられるとは昔は思いもしなかったが、**自分のしたいこと/リスクが重なったときに、何を選ぶか**。それともリスクそのものに無自覚か―それも一種の選択だ。

大分脱線してしまったので、手短に渡米後に必要な手続きを概説する（**図2**）。

渡米後、留学先のGraduate Medical Education(GME)officeにcheck inしJ-1 VISAを有効化し関係各所に挨拶をした後、1〜2週間かけてきちんとこれらのset upを済ませるのが大切である。SSNの取得は米国収入がない人の場合でもしておいた方が何かと便利である。また、臨床留学の場合は州ライセンスの申請に非常に時間がかかることが多いので、SSN取得後速やかに手続きを始められるように、必要書類の

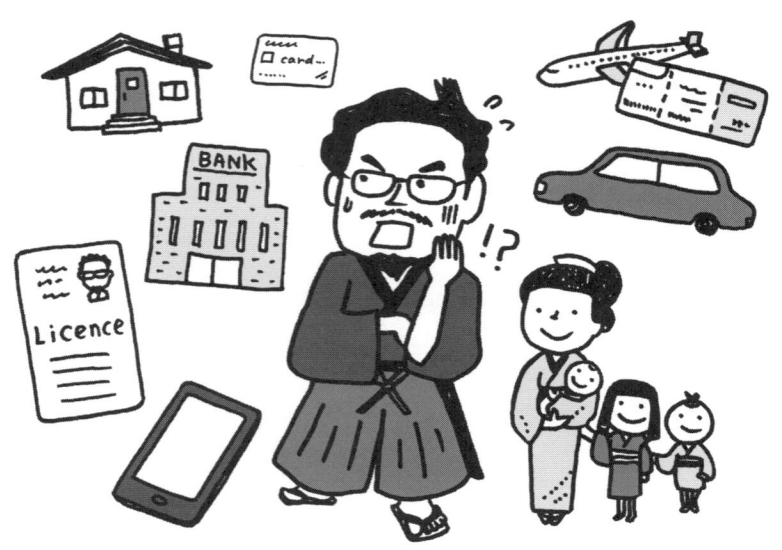

6 アメリカの手続きの遅さをナメてはいけない

2014年2月15日

筆者の場合、州ライセンス取得に4ヶ月を要した。

Happy Valentine's day!!!

アメリカ式ではメンズがプレゼントをもらえることはないはずだけど、特別なプレゼントが届いた。
From Oregon Medical Board。
最大の懸念だった外国人専門医向けの、州ライセンスがついに下りた。
今年の7月から、1年更新の4年間。

残り2つ、病院内の資格審査と新しい就労VISAは残っているけど、最大の山場は超えたといってよい。

"有給"と公言するには程遠い額ではあるけど、ドル建ての収入も得られることになりそうだ。とにかく、健康保険や医師賠償保険代を病院が持ってくれるのは大きい。
これで、やっとアメリカで"働いている"といえるようになる。

あたりまえのようだけれど、諦めないこと。
自分でやりたいことを意思表示して、そのために自分で動くこと。
チャンスが回ってきたら、人の予想を少しでもよいから上回る仕事をすること。
これらをずっと続けていけたら、今までの自分なら諦めていたことも、いつかは可能になるかもしれない。

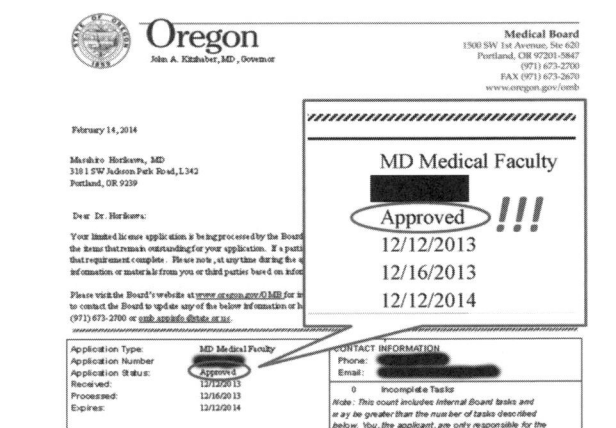

カルチャーショックをブッ飛ばせ —渡米後あるある—

リストアップや各種免許の翻訳証明等は前もって行っておきたい(**6**)。

楽しいこともあるだろう、つらいこともあるだろう

「つらいからこそ行くのだ!」という昭和のスポ根のような思いから留学する世代はもう筆者の年代で最後かもしれないが、毎日のちょっとした驚き、ちょっとしたつらさを楽しみに変えることは留学中のストレスマネジメントとしては重要だ。ある日職場に行ったら休みだった(**7**)、書類仕事が進まない(**8**)、コンビニの兄ちゃんの英語が聞きとれない等、枚挙に暇はないが、そんなつらさの種からいかに楽しみの芽を摘みとる

---

7 ある日、病院に行ったら休みだった...
2013年11月30日

留学あるある：
ある日、職場(学校)に行ったら休みだった
...ある、ある！！！

カテ室入口にて。
—Charles Theodore Dotterさんと一緒です—

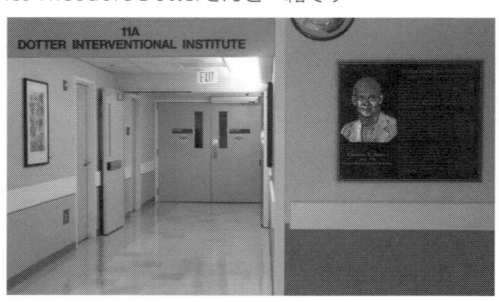

8 思った通りに行かないことも多い
2013年11月18日

それにどう立ち向かうかが日米問わず、勝負のとき。

仕事や勉強が思うようにはかどらないとき、そんな自分に嫌気がさして「俺(私)ってホント駄目な奴だ!」と思うことは、しばしばあると思う。そんなときに「俺はこんなに頑張ってるのに...」とか、「人生は不公平だ!」とか嘆くのは結構簡単で、そして意外に甘美なもの。そういう状態を僕は勝手に「凹みナルシスト」と呼んでいるのだが、凹みナルシストは鬱陶しいのに加えて、さらにその状態で人に構ってもらえないといわゆる新型うつに近い状態になるのではないかと個人的には思ってる。

そんな状態にならないように、ストレスマネジメントは非常に大切。
異国でそんな状態になっても誰も構ってくれないし。
...ってことで、うまくいかないなと思うときに何でもよいから「できたことを見つける」という古典的アプローチは結構重要。

Zipcarというcar share serviceに登録(日本人の場合、無事故証明書の英訳が必要)し、買い物に。職場から100mくらいの駐車場にある車をwebで予約して指定の時間にcardをかざして乗るだけ!
10ドル/h以下で乗れ、しかも保険もガス代も込み。
週1、2〜3時間しか使わないと車の保険代より安い。
バスで片道40分の日本食スーパーも片道20分、たんまり買い物させていただきやした。

さあ、うまいもの食って、また凹むまで頑張りますか。

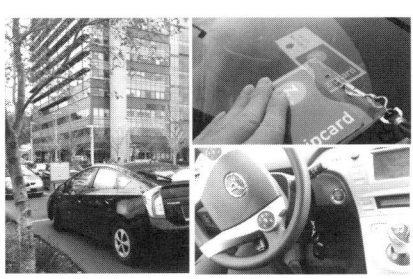

か、そこには発想の転換やユーモアが必要になってくる。何でもよい、**楽しんだら勝ちと思ってほしい。苦労したら、また1つネタが増えたと考えてほしい**。そうしているうちに、何にも動じない信念みたいなものが生まれるものだし、「何のために留学したのだ」ということを幾度となく自分に問う中で志は次第に確固たるものになっていく。

　筆者が、自衛隊時代（医者といえども2年に1度全国転勤がある）に学

9　その土地、そして人を好きになれ
2013年10月4日

2年に1度異動を繰り返す自衛隊時代に学んだことで、「異動した際にはその土地、そして人を好きになれ」というのがある。
実際、研修医が終わって初めての赴任で極寒の地、旭川だったときにはそんなの無理だと思ったものだが、行ったらビックリ！　食べ物が美味しくて空気も綺麗。

今、全く同じことをここオレゴンで実感してます。
土地と人を好きになれれば、この先つらいことがあっても逃げ出さずに済む。

...牡蠣のワイン蒸しの最中にセロリを添えるだけでツボすぎ！
さらに殻開けてくと牡蠣汁が染み込み...
食べ物ばっかりすぎるので、申し訳程度に近所の写真。

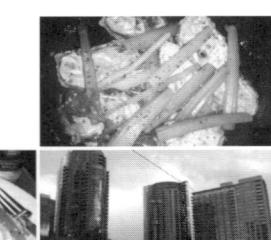

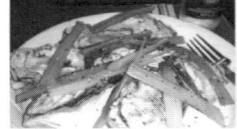

10 衝撃的な再会

2014年3月5日

今日は他科に日本人のfellowがいるというので一緒にwine & dine。...なんと、旭川時代に同じ病院で整形外科の部長をしていた先生だった。

一回りも違う先生とこんなところで出くわしたことが、かなりの衝撃。留学経験はあるらしいが、帰国子女でもない"純ジャパ"にとって40代になってから新たな英語の勉強をし、資格をとるということの大変さは想像に難くない。
まして、スーパーローテートもしていない時代の先生が40代になってから精神科や産婦人科の勉強をする姿を考えるとどれだけ苦労したのか。
しかも、それを部長時代にやっていたという。

仮にも地方中核病院の診療科部長から、家族を母国に残して異国のfellowへ（研究者1年→臨床fellow現在2年目）。失うもの、得るもの、そういう損得を考えれば普通ではとれない選択肢だろうと思う。
...自分のやりたいことをやる、そして自分の生きたい人生を生きる。その選択をした先生に、素直に敬意を表したい。

「自分で自分の生き方の選択をするということ」に対して、僕は嘘をつきたくないと思っている。歳を重ねベットの上で家族に看とられて死ねるか、はたまた異国の地に果てるかはわからないけれど、その**最期の瞬間に後悔を残したくはない。**

それが決して楽ではないのはわかっているから、自分の2本の足で立って自分の人生を主体的に決めて生きている人に出会うたびに、自分も励まされる。
それが決して楽しいことばかりでないのはわかってるから、その中で活き活きとしている人の姿を見ると、勇気を奮い立たせられる。

それはもちろん、アメリカうんぬんの話ではなく。
Enjoy your own life.

んだことの1つに、転勤したら「異動した際にはその土地、そして人を好きになれ」ということがある(**9**)。

医者になって3年目、放射線科医として生きることを決めIVR道を志して早々に自衛隊の人事で北海道・旭川に赴任が決まった。生まれも育ちも関東地方、北国経験など皆無の人間。深々と降る雪の中で、隠されたアイスバーンに車がスピンして中央分離帯に乗り上げたりしたこともあった。けれども、そこで出会った人達への恩や、そのときにトレーニングで日夜通わせてもらった病院で出会ったIVRの師匠の姿、受けた指導といったものが、間違いなく今の自分の一部を形成している。くしくもつい先日、Dotter Interventional InstituteのあるOregon Health and Science Universityの整形外科に日本人のclinical fellowがいるというので一緒に食事をする機会があった。衝撃を受けた。彼は、筆者が旭川時代にいた病院の整形外科部長をしていた先生だった(**10**)。

何かをしようとするのに、年齢や時期は関係ない。しない理由はごまんとある。たった1つ、それを必ずやると決めることができるかどうか。もちろん、その結果失敗するかもしれない。今手にしているものを失うかもしれない。不安や恐れを目の前にしたとき、もう1度自分に問う必要がある。「チャレンジしたけれど失敗した」それは本当に失敗か。筆者はそれでも、その挑戦こそが、人生の中でかけがえのない財産になると信じている。自分のエゴが原因で大切な人達を傷つけたり、失ったりしない限りにおいてだけれど。

> **結論** 先達はあらまほしきことなり
> 己が先人とならば 道を残せ

倒れるときはマエノメリ！
海外IVR挑戦記

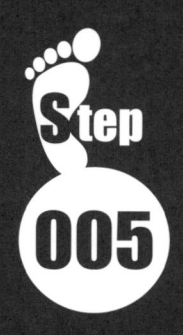

Step 005

で、結局米国どうなのよ
―IVR日米事情―

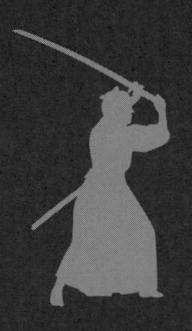

STEP 005 で、結局米国どうなのよ
―IVR日米事情―

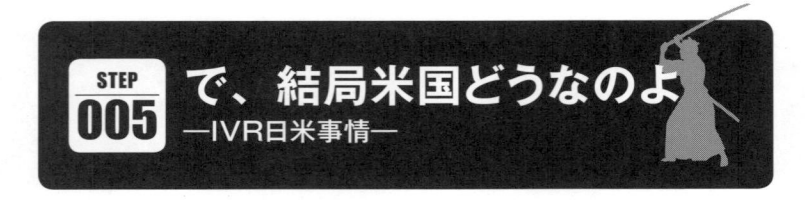

衝撃のニュース：アメリカにおける"IVR医の独立"

2017年7月から、アメリカのIVRにdiagnostic radiologyとは別のresidency programができる。こんな、筆者にとっては衝撃のニュースが飛び込んできた（**1**；詳細は「IR/DR residency」で検索してほしい）。日本の感覚だと、単に「どこかの病院でIVR専門の後期研修のコースができたの？」という感覚かもしれないが、全てのresidencyの研修プログラムの研修内容・人数制限まで明確に決められている米国のシ

1　IVR residency新設の衝撃
2014年3月26日

アメリカでは、2017年からdiagnostic radiologyとは別にIVR専科のresidencyをつくることが決まった（diagnostic radiologyと協力した診断3年＋IVR2年のコース。IVR partはICUローテーション＋手技＋手技前後の患者ケア＋入院management）。

さらに、2022年にはIVRはdiagnostic radiologyとは別の科として独立することが決まった（らしい）。

これがアメリカだ。
必要と思うことは、必ず形にしてくる。
制度は時代に合わせたものに、先手先手で変えてくる。

ステムの場合、この決定＝「IVRが放射線診断科から半分独立するということ」に等しい。もっとも、American Board of Radiologyの傘下としてこのようなtask forceが組まれているため、日本の感覚でいうとちょうど放射線診断と放射線治療の関係に相当する。教育プログラムにしても、total6年のうち、1年間をインターン、3年を放射線診断科、2年でIVRの専門教育となっており、日本でいうと放射線科専門医（旧認定医/旧1次試験）の上に診断専門医コースではなく、IVR専門医コースが乗っているイメージだ。必要要件は手技や手技前後の管理の他、クリティカルケア、入院患者ケアが含まれており、より患者ケアの側面を前面に打ち出している。

　これを、日本のIVR医達は、どういう思いで捉えるのだろうか。遠い海のむこうの出来事？　アメリカだから当然？　社会システムも医療システムも違うから参考にならない？　それではあまりに寂しい。アメリカのIVRが今直面している問題は、他科とのターフバトルによる領域の縮小、FDAの厳しい規制による新規デバイス導入の遅れ、そしてオバマケアの影響による放射線科の収入の減少と、程度の違いはあれ現在の日本のIVRが抱える閉塞感と瓜二つだからである。そして彼らはその閉塞打破の1つの方法として、IVR医教育を変え、もっと他科と競合できる人材を育て、IVRに関わる臨床・教育・研究を推進することを明確にした。それも、放射線科全体の方針の元で。

現在のアメリカのIVR医の教育状況について

　近い将来の改革について話す前に、現状のアメリカの放射線科教育・IVR医教育のシステムをまとめたい。放射線科residencyは計5年で、卒後最初の1年は内科系・外科系orその半々の3種類のいずれかの形で

インターンとしてスーパーローテートを組む。その後、4年間の放射線診断のトレーニングを受け、その後1年の任意で各subspecialityであるfellowshipの追加トレーニングを受ける。Fellowshipは受けなくても専門医受験資格がある限りは放射線診断専門医として就職できるのだが、経験がものをいうIVRに関してはfellowshipを受けないという選択肢はほとんどない。また、専門医制度も2次試験である口述試験がCBT形式へと変更になったりと変化の過程であるが、2015年9月現在はresidencyの後半時にCBT形式で放射線物理と診断全体に関する1次試験を受験し、residency終了後15ヶ月後に旧口述試験に相当する2次試験が行われる。したがって、residency終了直後には専門医資格は持ちえ

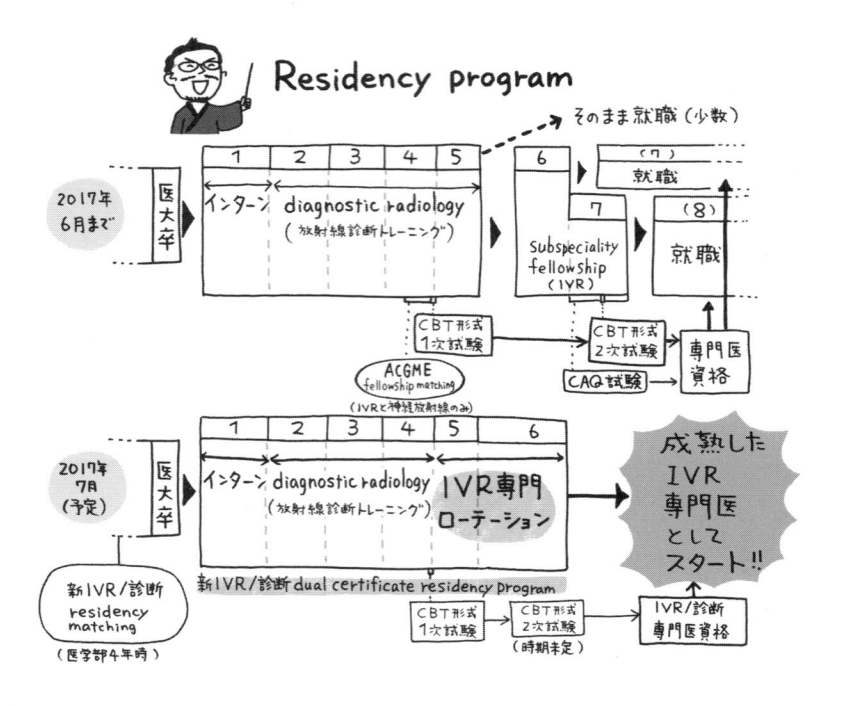

ないのだが、専門医受験資格保持者として、就職活動上はほぼ専門医と同等の扱いを受ける(数年のうちに専門医試験を合格しないとこの受験資格はとり消される)。Fellowshipについては必ずしも全ての病院に全ての領域のsubspecialityのプログラムがあるわけではなく、専門科となるのに相応しい経験を積ませられる施設にのみ指定数のプログラムが割りあてられている。放射線診断専門医として就職できる状況下でそれでも追加のトレーニングを受けるために応募してくるのだから教育条件の整っていないプログラムには必然的に人は入らない。放射線診断科の中ではIVRと神経放射線、小児放射線、骨軟部放射線、および核医学にACGME(全米卒後医学教育認定評議会)認定プログラムが存在する。中でもIVRと神経放射線についてはfellowの募集が全米一斉のmatchingを通して行われており、matching外で入り込むことが非常に難しい。ACGME認定fellowshipは教育プログラムとしてかなり厳しい基準が定められており、IVRの件数でいえばfellowの術者件数が1人あたり最低500件以上を数年にわたり確保できていないと人数枠が確保できない仕組みになっていると聞く(実際には多くのfellowが施設ごとに手技の内容はさることながら1年で1,000件前後の手技をこなす)。他にも毎週のeducation conferenceの施行や、就労時間・on call日数・休暇・学会参加の日数規定等、多くの基準がある。そして、fellowship終了後に改めてIVR専門医に相当するsubspecialityの試験を合格するとCertificate of Added Qualification (CAQ)と呼ばれる追加資格が得られる。

　上記のように、このfellowの期間に年間最低500件、通常1,000件程度の術者/第1助手経験ができる一方で、それが終わるとすぐに専門医として世に放たれるシステムには異論が多かった。1年ではいかに集

約的に件数を経験させようとも成熟期間が不十分である。最低2年間は専門教育を行い、そこに患者ケア教育も十分含めるべきであるという議論が10年来交わされてきた。しかし、そもそもfellowship自体を受けなくても放射線診断医として働くことのできる状況で、1年でも大変なIVRのfellowshipをしかも安いfellowの給料で2年やろうなどという酔狂な人間はアメリカではまず出てこない（IVRのCAQがあると他の診断医よりも就職・給料条件がよく、1年のfellowshipならばその後の給与面で十分元はとれるため人気は高い）。そこで、IVRの存在感の高まり・必要性の認知と併せ、この育成に十分な期間とされる2年のトレーニングを受けることを条件としたIVRのresidency programをつくるというのが今回の改革の主目的である。必然的にIVRのfellowshipは今後消失する（放射線診断科4年終了後にIVR residencyへの移行が可能な2年の追加IVR residencyコースはオプションとして残されている）。

改革のもう1つの目的……？

しかし、筆者の目には今回の改革のうちの隠れた目的として、それ以外にacademic instituteにおけるtenure trackの弊害の緩和があるように映る。アメリカのacademic positionにはtenure trackという他業種では珍しい（日本人にとっては"当然"のことかもしれないが）永久就職ポストがある。定年もないに等しく、退職の意志を示さない限りは基本的には辞めさせられることはない。しかし、これが一方で血の入れ替えを妨げ、限られたacademic positionの高齢化を招き、研究実績の低下を生むことにもつながっている。特に、学問領域として比較的新しいIVRの領域においては、20～30年前のIVR開発最盛期に活躍した医師が多くacademic positionに残っており、IVRがあって当然の世代

から生まれた若い人間をIVRのacademic領域に投入することが妨げられている。**業界として若くて意欲がある優秀な医師をacademic positionに残せるような体制を敷かなければ当然、研究は推進されないし、新規デバイスも生まれてこない。**そもそもacademic position以外で、臨床をやりながら基礎研究に労力・金銭を注ぐという発想は通常存在しない。だから、そのポジションを教育名目でつくりだすこと。そして、2008年のリーマンショック以来すっかり冷えきったアメリカの研究資金状況で、今までは研究をしたいと思っても放射線診断科全体の一部としてIVRの研究資金を獲得しなければならなかったのが、これによりIVR科自体に放射線診断科とは別の研究資金枠をつくるという思惑も見える。

　この隠れた目的は多くの政治的要素を含むため、表向きには語られないかもしれない。しかし、その弊害によるジレンマの典型は、何を隠そうこのtask forceのチーフを務めるDr. Kaufmanのお膝元であり、筆者の所属施設であるDotter Interventional Instituteで見てとれる。あえて詳しくは語らないが、歴史と伝統がある施設がゆえに、高齢化によるアクティビティの低下が特に研究面で顕著だ。優秀な若手にacademic positionを与え、教育・研究を推進させるチャンスを与えたい。そして、IVRをつくりだし・発展させた世代から、IVRが常識となった世代へしっかりとバトンを渡していく業界としての"sustainability（持続可能性）"を目指す姿勢。それが必要であることを身に染みて感じ、彼は業界のリーダーとしてそこに向かっての変化を率いている。

　ちょうど同時期に世の中に広まったPC/インターネットのことを考えてみてほしい。それを開発し、発展させた世代はとうの昔に次世代にバトンを渡し、マネジメントや普及・運営に力を入れ、技術者・開発者として

それを引っ張っているのは常に30〜40代の若い世代だ。そして、PC/インターネットがあたりまえとなった世代がそれをさらに生活に密着する形で発展させる。医療におけるIVRも、少なくとも研究・開発面では同様のことがあてはまるに違いない。**医療の中でIVRがあることがあたりまえで育った若い世代が、他科との垣根をとり払い、そしてより幅広い領域の医療に密着させる形で発展させる。**そういった新たな発展形態が模索されなければ、この10年来の日本のIVR界の停滞は打ち破れないだろう。

日本人が思う以上に、技術の差は縮まっている

技術に関していえば、手技の1つ1つは日本と比べてイマイチな医師も確かにいる。日本の誇る、職人技ともいえる肝動脈化学塞栓療法（TACE）の技術や細かな解剖理解に基づく繊細な手技。日本初の胃静脈瘤の治療法であるバルーン閉塞下逆行性経静脈的塞栓療法（B-RTO）でいえば、それに必要な追従性に優れたバルーンカテーテルがアメリカには存在しない。これらは世界に誇れることだと思うし胸を張るべきことであると思う（**2**）。しかし、今まで日本人が超選択的TACEや肝動注リザーバーの時代から専売特許としていた超選択的な治療や複雑な側副血行路の理解、肝の血流動態の理解が欧米のIVR医の中で急速に進んできている。それはY（イットリウム）-90というβ線放出核種を結合させた微小球状塞栓物質によるradioembolizationという新たな治療法が欧米で急速に広まったためである。彼らは過去の日本で言い古されたlessonと同様のことを学び、この5〜10年でそれらがさかんに発表され、日常臨床でも普及してきた。それを、日本のIVR医達は「欧米のIVR医は日本人が今までいってきたことをいまさら真似している」と見下しているかもしれないし、過去の先輩達の仕事に胸を張るかもしれ

ない。けれども、これは日本のIVRの技術的優位性が低下してきたことと同意である（外国の医師でも技術的に熟達した医師はもはや珍しくない；**3**）。そして、同時に今まで日本のIVR医達が力説してきたことが世界に正確に届いていなかったことの証明でもある。そして、上記のinterventional oncologyの分野での優位性にあぐらをかいていた隙に、末梢血管領域では血管外科医や循環器内科医達の進歩に押され、現在では若手IVR医に対する技術継承もままならなくなっているのが現

2　初の英語lecture
2014年2月22日

B-RTOは日本発の仕事として、重要性の認識が進んでいる。

初の英語lecture、無事完遂。
Resident、fellow向けかと思ったら指導医達も聞いてるやんけー。

50分のスライドは用意できても喋る言葉まで完璧には用意できないから、出たとこ勝負。
洗練された表現じゃないけどしかたがない。通じりゃよいのだ。

…ちゃんと3ヶ所、笑いはとったどー!!

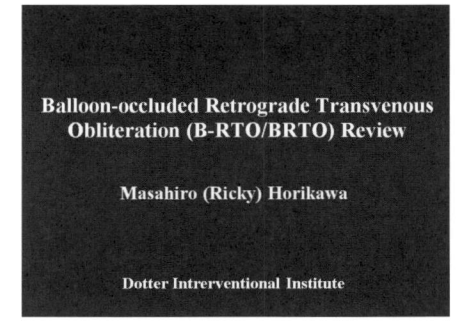

> **Balloon-occluded Retrograde Transvenous Obliteration (B-RTO/BRTO) Review**
>
> Masahiro (Ricky) Horikawa
>
> Dotter Intrerventional Institute

> ### 3　誰だ、欧米のIVR医はヘタクソといったのは！
> 2013年11月21日
>
> 今日は骨盤のsuper high flow multi-feeder AVM。
> Venous sideをocclusionするとno flowになって動脈側から描出されなくなっちゃう＋マイクロカテを動脈側から送るとfeeder selectしても内陰部/閉鎖動脈に逆流するflow dynamics。
>
> 結局、B-RTO類似の手技で、静脈側をballoon閉塞しながらnidus直下まで持っていったマイクロカテからトロンビンで凝固塊をつくり、STSと無水エタノールで残りのspaceの硬化を追加。静脈側のballoonをdeflateする前に動脈側からもballoonでflow control追加して、凝固塊が動かないのを確認した上で静脈側のballoonのかわりにAmplatz vascular plug 2を留置して下流に栓をして終了。
>
> …誰だ、欧米のIVR医はヘタクソといっていたのは。
> 無茶苦茶、reasonableじゃないか。

状だ。これらの事実に面と向かえるかどうか、それが日本のIVR界につきつけられた現状だと思っている。

　世界一の技術を誇る日本の町工場に何が起こったか。世界一の性能を誇る日本の家電業界がどうなったか。技術自慢で生き残りたかったら、それが活きるデバイスを世界に売りだしていかなくてはいけないし、技術が世界を変える道を示していかなければならない。そして、**企業と共に日本発の医療機器の市場を広げる産学一体化の試みと国際戦略**。そのプロセスなしに、腕自慢だけしていても業界の発展はありえないことは自明だ。

アメリカIVRの苦戦とその対策、日本は??

　繰り返しになるが、アメリカのIVRは今、明らかに苦しんでいる。オバマケアによる収入低下、FDAの強烈な規制。CE markの緩い基準の下、デバイスの進歩を謳歌している欧州に明らかに後塵を拝している。

　けれども、だからこそ筆者は今のアメリカにいるのは意味があると思っている。新しいものが生まれない、賃金は下がる、けれども医療は日々進歩していき、他科のシェアは刻一刻とIVRのシェアを削っていく。まさにどこかで聞いた話ではないか。それを組織力で、どのようにアプローチし、どのように盛り返していこうとしているのか。今回の改革の張本人であるDr. Kaufmanの元で、その本気を肌に感じている。道はバラ色ではないかもしれない。けれども、右肩下がりの現状の中、まだ将来に可能性を残した段階で舵を切らなければならないという意志表示。組織力に優れるアメリカが、ここまでしている。そのことに意気を感じない、危機感を感じないのであれば、そこが日本のIVRの限界点となるだろう。

　変化を重んじる国、アメリカですらここまで来るのに7年かかったと聞く。そして、residencyの開始まであと3年の合計10年。日本で同じことをしようとは思わない。しろともいわない。しかし、**本質的な問題がどこにあり、その解決に向けて何を行い、そしてそれが効果的であるかどうか。誰に責任があって、下降線の未来を変えるために今どこで誰が何をしているのか。**不文の文化、空気を読み合う文化の中でも明確にしなければならないものは数多くある。鎖国して生きていける時代ではない。たとえ今回のTPP交渉で医療は聖域として残されたとしても、市場の国際化/open化の波はそこまできている。医師自体がこれほどまでに利

益・法律・制度に疎い集団であっては大きな意図に完全に呑み込まれ、そのころになって医療はこんなに悪くなったと遠吠えをする結果に終わる。そんな未来を起こさないために、今何をするか。

4　Japan night. United IR physicians of Japan.
2014年3月24日

SIR、2日目。
ひょんなことから勝手ながらJapan nightを企画！

頑張って国際学会にきて、日本人同士がuniteする機会ってのはものすごく貴重だと思うのです。企業の世話になるわけでもなく、集まりたい人が自分の意志で集まる。

ただ群れるのではなくて。
東西もunited、新旧もunited。
こういうプロジェクトをどんどん打っていきたいと思うし、そういう熱を活かして新しい時代をつくっていかなきゃいけない。

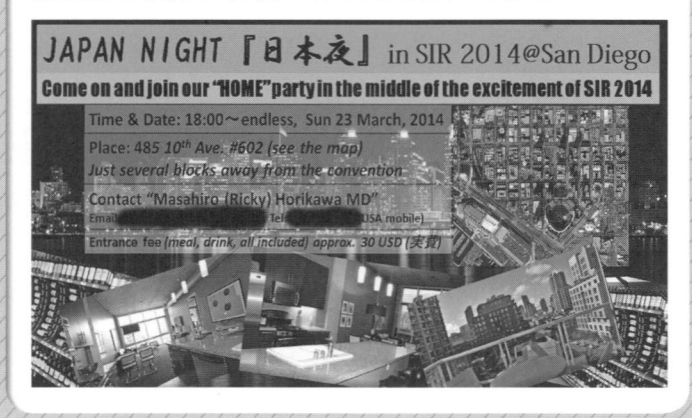

JAPAN NIGHT『日本夜』in SIR 2014@San Diego
Come on and join our "HOME" party in the middle of the excitement of SIR 2014
Time & Date: 18:00〜endless, Sun 23 March, 2014
Place: 485 10th Ave. #602 (see the map)
Just several blocks away from the convention
Contact "Masahiro (Ricky) Horikawa MD"
Email ■■■■■ Tel ■■■■■ (USA mobile)
Entrance fee (meal, drink, all included) approx. 30 USD (実費)

恥やプライドを捨ててでも、やるべきことをやらねば

　日米関係では切っても切れない歴史に第二次世界大戦がある。局所戦では神がかり的な強さを見せたゼロ戦と優秀な搭乗員を擁したとしても、錬度の高い艦隊を有していても、大局の戦略を誤り物量作戦で負ければ長期戦では必然的に負ける。自分達の利点を活かし、不利・弱点は

5　英語力、そして日本人の美徳
2014年4月10日

何ごとにつけても、手とり足とり教えてもらうことはあまり性に合ってない。そして、step by stepでいつの間にかできるようになるよりも、goal orientedに目標設定を行うほうが好みだ。それゆえ、臨床現場の見学を重視し、いわゆる大学の用意するESL (English as a Second Language) のコースはこの半年1度も受けたことがなかった。

ただ、1度も受けないと他人にその経験を話すこともshareすることもできなくなるので1度は参加しておくかと思って今日初めて参加。
…もう、自分の求めてるものはESLではないんだなと実感。
そりゃそうだ。英語環境でプロフェッショナルとして働くってことは、英語をsecond languageとして学ぶことではない。

でも、英語は慣れれば慣れるほど自分がいかにわかっていないかがわかるので恐ろしい。
Scienceもまたしかり。何かを学ぶと、いかに自分が今までわかっていなかったか、そして自分の目の前には広大なunknownという名の荒野が広がっているかを目のあたりにさせられる。

いつになったら満足できるのかもわからないけれど、適度にガス抜きしながら、ハングリーに行くしかない。ハングリーだけどそこに人を蹴落とそうとしないattitudeを共存させられるってのは日本人の美徳だと信じている。

6 言うは易く、行うは難し...それは言い訳
2014年2月2日

米国にいようが日本にいようが、目を開けるのが億劫な朝もある。
しかし、そんな日がより一層こたえるのが異国にいる際のつらさでもある。

普段はtalkに慣れたいのと時事ネタ収集のため基本的にはnews/talk radioをそれこそ寝るときまでかけ流しているが、さすがに微妙に体調が優れない休日には向かない。
地元のFM radioにtuningし、耳に残った曲があればYouTubeでそのartistをかけ流しながら"休日の仕事"をする。
家事、炊事、1週間の大雑把な反省と、次週に抱えているスケジュールやタスクの整理。
それらを頭と体の体操にしながら、日本向けの読影をし、今の実験のための妄想の素材を探し、次のネタを考え始める。

苦労も努力も嫌いじゃない。
それが自分の限界も世界も広げてくれるから。
だけど、こういう生活の中で自分の努力とか成果を数倍にして返して行く方法、そして後進を育て、日本人のmindのstrong pointを活かしながら国際化させていく仕組みを考え形にしていかないと、得たものも身につけたものも全てが自分1人で終わる。
国際化ってのは単に英語を話すことではもちろんない。けれども、モノや成果を外国に向けて発信するだけでは、これからの世代には足りない。真に必要なレベルは「発信」ではなく「相互コミュニケーション・相互教育」、そして「人を動かす力」。
背広を着たオッサン達が、国際化とは程遠い現状から少しずつ改革をしていたのでは、全くの時代遅れになってしまう(なっている)。
英語教育が重要でないわけではない。読み書き偏重ではなく、生活やコミュニケーションも同様に重視すべき。何より、academismやprofessionalを目指すならば、英語でのon-the-job trainingがかかせない。なぜ、そのような英語教育ができないか。単に今までそれをしようとしてこなかったから。
それを改革するのは、今それをすべき立場の人達の責務だ。
彼らはそれをヤラナケレバナラナイ。

さらに僕らの世代はそれに加えて、「この人達と働いてみたい」「この人の下で仕事をしたい」「こいつがほしい」。そういわれる日本人への興味・付加価値をいかにつけていくかを考え、そこに向けての構想をスタートしなければ、結局自分達が後進にとっての"オッサン達"になってしまう。
そういう人間を輩出していく仕組みを、どこでどのようにつくるか。
本当の意味では、そこが極めて重要。

言うは易く、行うは難し。
言い訳をするには最高に便利な言葉。
...よくわかっている。けれどもそれを受け入れたときが、真のオッサン化のとき。

的確に認めた上で補う努力をし、複数の戦略を同時並行で立案しながら、彼我の戦力や地理的・時間的状況を分析して、最良の選択肢をとる決心をすることが戦術の基本である。しかしながら、日本人の習性として、個人の虚栄心や恥が弱点の分析を誤らせ、状況分析を鈍らせる。加えて、現代の日本人はリスクを負う決断が苦手である。我々はこれらの壁を越えなければならない。

　派閥があるなら消せばよい。症例集約ができなければチームを組んで、共同で教育する。1人で緊急がカバーできなければ地域の医師が複数で多病院をカバーし合えるシステムをつくる。国際的な比較をすると大病院でも症例規模は1/5程度である。そうであれば、相応する規模となるような病院群で手を組みacademicチームをつくればよい。必然的に"多施設共同"の冠がつき、むしろ強みになるのではないか。国内でやるべきことは数多くある。そこに資金と労力を注ぎ、次世代に道を残すのが上の世代の仕事だ。もちろん、横の広がり・年代の広がりを積極的につくっていくのが若手の仕事でもある(**4**)。

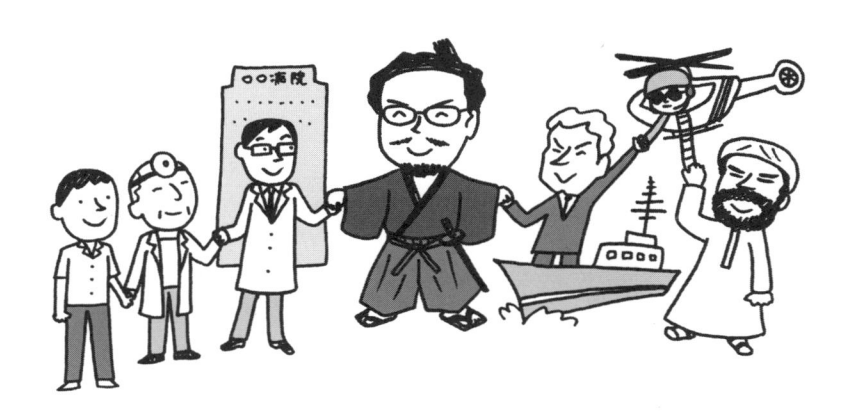

マーケットが小さいなら拡大することを目指さねばならない。デバイスがないなら開発拠点をつくる。治験ができないならできる場所を切り開く。アジアに正しく目を向ければ、これらを解決させるポテンシャルに溢れているし、そこから日本国内を再活性化させる方法も生まれてくるに違いない(特に東南アジア。東アジアは政治的要因が多すぎるのでここでは割愛)。そこに局所戦・根性論でなく、ヒト・モノ・制度を最大活用して挑む意欲・組織力を培えるか。英語能力は必須で、今までの日本の精神・技術の利点を受け継ぐことも必須。それが我々の世代の仕事であり、生命線だと思っている(**5**、**6**)。矛盾するようだけれども、だから筆者は今、アメリカにいる。**遠くない将来、一緒に"大東亜戦線"を戦える仲間であってほしい。**今度はきっと、アメリカを味方として連れてくるから。

結論 おごらずに　なすべきを知り　現在(いま)をなせ！

倒れるときはマエノメリ！
海外IVR挑戦記

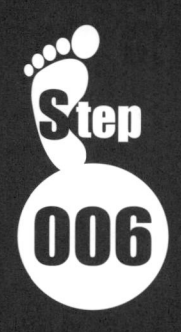

Step 006

世界のカテ室からコンニチハ
―IVR諸外国事情―

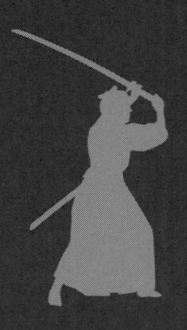

STEP 006 世界のカテ室からコンニチハ
―IVR諸外国事情―

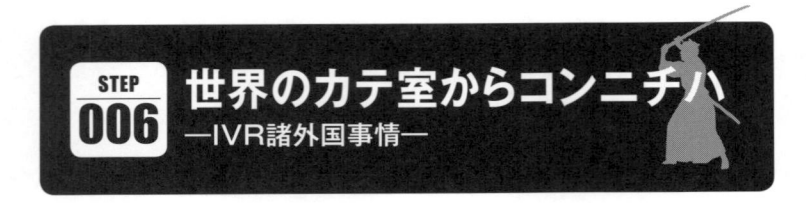

世界のIVR関連学会　Major to Minor

　「世界のカテ室から」などと大風呂敷を広げてみたものの、筆者自身は、日米のカテ室しか知らない。けれども、それでもあえて「世界のカテ室から」としたのは、いつかそういう日がきてほしいという筆者の願望だ。日米だけでなく、欧州で、中南米で、アジアやインド、そしてアフリカで。**日本人IVR医が卓越した腕を見せ、現地語を操り存在感を示し、日系企業の進出拠点となり、日本人コミュニティの力で日本を含めた多国間でのmulticenter trialを行う**。そんな時代がきてほしいと本気で願っているし、無謀といわれても自分自身のゴールはそこにあるといいきりたいと思っている。

　しかし、それには敵情視察がかかせない。「敵」というのは冗談としても、世界のIVRで一体何が起こっているのか、さらには世界での他科のendovascular therapy（EVT）と放射線科IVRの状態が一体どうなっているのか。これらを知るためには学会に行ってその雰囲気を味わうのが一番であるとは思うけれども、実際にどの学会に行けば何が知れるのかという情報は非常に乏しい。世界最大規模の医学会であるRSNA（北米放射線学会）に行ってみたところでIVRはなんだか茫洋とした放射線科分野の1分野として扱われており、「世界のIVR」を味わうには至らない。では、欧米のIVR学会であるSIRやCIRSEに参加すればよいのかと

いえば必ずしもYESではない。末梢血管領域（vascular）、IVRによる癌治療領域（oncology）、そして血管奇形。自分が特定の専門分野を持っている人にとってはそれぞれの専門分野の尖った国際学会に参加した方が、よりdeepな世界を味わえるに違いない（この業界の不思議な特徴だと思う）。筆者自身、参加したことのない学会も多いが、伝聞も含め、majorな学会を総合と専門分野（vascular、oncology、その他）にわけてまとめる（**図1**）。

　世界のIVRに目を向けると同時に、日本の放射線科以外の低侵襲治療や血管内治療にも目を向け、彼らの主催する学会・研究会に積極的に参加することもまた、非常に大切である。**国内ではライバルに思えるかもしれないけれど、世界に目を向けたときには強力な仲間になる可能性もある**。誰が一体どこで世界を相手に戦っていて、その人達は日本国内でどんな仕事をしているのか。「他科のIVRなどヘタクソで俺達は認めない」とうそぶいたところで、すでに末梢血管領域の血管内治療はIVRよりもEVT（あえてこう呼ぶ）が世の中の主流となってしまっているし、oncologyの領域でも放射線科IVRのシェアは下降線をたどる一方だ。この現状に対し、目を背けるのは簡単だし、有名大学病院が「ウチの施設では放射線科IVRが領域を守っている！」と主張したところで何も解決しない。現実的にはすでに賽は投げられている。もう他科のEVT拡大の流れは止められないし、患者視点で考えれば、他科の技術・経験が充実することはより望ましいことにも思える。そして何より、多くの放射線科医は自分で患者を診ていないという現状……。それでも筆者は放射線科のIVRにはこだわりたいと思っているし、1つの科だけでなく多くの視点からアプローチすることが単科治療の独善性を薄め、チームとしてより高いレベルの問題解決能力を提供できると信じている。特にoncology、血管奇

放射線general（大規模のみ）	：**RSNA**（毎年11月最終週、シカゴ、米）、**ECR**（毎年3月上旬、ウィーン、独）
IVR全般の2大学会	：**SIR**（毎年初春、アメリカ/カナダ各地、2016. 4. バンクーバー、加） **CIRSE**（毎年秋、欧州各地、2016. 9. バルセロナ、西）
IVR全般中規模国際学会	：**APCCVIR**（アジア各地隔年？、2016. 4. 蘇州市、中）
Vascular Major	：**VIVA**（毎年10月、ラスベガス、米）、**LINC**（毎年1月下旬、ライプツィヒ、独） **CX Symposium**（毎年4月、ロンドン、英）
Vascular 準Major	：**ISET**（毎年1月、マイアミ、米） **Veith symposium**（毎年11月、ニューヨーク、米） **EVC**（毎年5月、マーストリヒト、蘭）、**MEET**（毎年6月、欧州）
Interventional Oncology Big 2+α	：**WCIO**（毎年5月、アメリカ各地？）、**ECIO**（毎年4月、欧州各地） **CIO**（毎年1月、マイアミ、米、ISET併催で実質general IVR）
Embolization	：**GEST**（GW、毎年欧米各地、GEST Asia 2014. 12@東京は縮小版で初の欧米外開催）
血管奇形	：**ISSVA**（隔年春から初夏、世界各国持ち回り、2016. 時期不明、ブエノスアイレス、亜）
静脈	：**IVC**（毎年4〜5月、マイアミ、米）
さらに循環器を入れ始めると	：**TCT**、**SCAI** etc...

図1　世界の主要なIVR関連学会

形等の尖った世界では複数の科にまたがった"multidisciplinary"な治療戦略というものが当然とされている（実際には日本と同様、金銭的な問題をはじめとして色々な利害衝突はあるようだが）。医療システムが違うとはいえ、**世界のIVR事情を見る中から、いち早く日本のスタイルに合ったIVRの生き残り方をつくりあげなければいけない。**縄張り視点ではなく、

確実に患者に貢献できる方法として。絶滅種になる前に。

欧州勢の勢いとIVRの生まれる場所

この10年来、米国FDAに対する欧州のCE markの規制の緩さを背景に、多くの新規デバイスは欧州で生まれ、世界に売り込まれるという流れが確立されつつある。当然、新規デバイスの出現の裏には企業のお金の流れがあり、新しいものを世に出そうとする熱狂がある。2013年のCIRSEなどはカテーテルで難治性の高血圧を治療するという新治療法の腎交感神経除神経術(RDN)一色であったし、各企業がセッションを買収しているかのように高額医療機器を用いたセッションが学会を席巻する。恐らくその裏には医療ベンチャー、M&Aが入り乱れているに違いない。新しいものが必ずしもよいものであるとは限らないが、このような企業主導型のイノベーションは高いテクノロジーと豊富な資金源に恵まれた土地、それを可能にさせる比較的緩い規制、そして高額でも高度医療を受ける患者群が存在するところに繁栄するのだろう。

一方で、前立腺肥大症をカテーテル治療で切らずに治せるとして世界中でにわかに注目を浴びている前立腺動脈塞栓術(PAE)のような、既存のモノを使ってアグレッシブに未知の領域の治療をした結果のイノベーションは、常にイケイケのラテンの地からやってくる。PAEはブラジル、ポルトガル。そして今は泡のように消え去ってしまったといっても過言ではないが、難病である多発性硬化症に対する頸静脈血管内治療(CCSVI治療)で一世を風靡したイタリアのDr.Zamboni。思えば大動脈ステントグラフトも世界第1例目は1990年、アルゼンチンはブエノスアイレスでDr. Parodiにより施行された(企業主導のデバイスではないが、既存のモノの組み合わせでつくった自作モノ)。これらは、企業主導のイ

ノベーションとは少々趣が異なり、制度的な緩さや医師・国民の大らかさがそれを可能にさせるのだろう。拡張型心筋症の治療で、伸びきったゴムのように機能不全に陥った心臓の壁の駄目な部分を切りとって縫い合わせるバチスタ手術など、そのコンセプトを聞いただけでバチスタ先生の顔を見なくともラテン系のノリから生まれた手術だとわかる（偏見?）。企業主導型イノベーションと比較して、チャレンジ型イノベーションは緩い制度と権利意識の比較的低い患者層に加えて、アイデアと挑戦心溢れる医師の存在が土壌となって生まれることは間違いない（**1**）。

---

1 **ラテンの血は熱い**
2013年9月18日

学会のpartyなのに、終わったのがなんとAM3時!!!
文化の違いだけで済むのかこの違いは。

しかし、えせスペイン語が火を噴きまくって、友達増えた。
知り合いいなくて最初は気後れしたとしても、大きな顔していてみること。
空気読むとか読まないとか気にしてる場合ではなく、まずそこにいるということ。

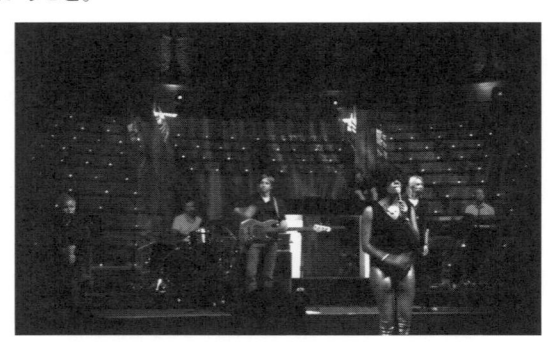

日本はアジアの盟主か

　ひるがえって日本はどうか。高度経済成長以後、日本が名実ともに先進国の仲間入りを果たした1977年の山田龍作先生による肝動脈化学塞栓術（TACE）の開発。そして、今になってようやくその重要性の認識が広まった金川博史先生開発のバルーン下逆行性経静脈的塞栓療法（B-RTO：1990年）。いずれも、日本人がエコノミックアニマルと呼ばれた時代からバブル崩壊までのイケイケの時代に生まれた新しいアイデアであり、欧米人から見たら日本の先駆者達はそれこそ"IVRアニマル達"だったのかもしれない。そして、バブル崩壊とその後の失われた20年。企業の資金は枯渇し、チャレンジ精神も生まれない中で、日本人のプライドは本来持った技術を極限まで高めることへと結実し、同時にそれに固執することにもなった。そして現在。周りを見渡せば信用度は依然低いとはいえ20年前にはIVRのIの字（？）もなかった中国がIVRの注目領域で世界初のランダム化比較試験を発表（PAE；2014.3.Radiology）するほどに台頭し、お隣の韓国は一極集中の地の利と豊富なデバイスを武器に日本に追いつけ追いこせの状況だ。さらに筆者が衝撃を受けたのはシンガポールである。もともと英語を含む多言語を公用語として育ち、密接な関係にある英国で教育を受けた医師達が経済発展と低い税率（所得税は最高でも20％）を背景に帰国し活躍する土壌が整い、医療ツーリズム政策の下に同じく発展著しい中国やインド、東南アジアの資産階級を相手に全て英語で診療を行う体制を敷き、現在ではアジアの医療における拠点となっている。そして、厳選されたhigh volume center（シンガポール総合病院は年間IVR7,000件を誇る!）から共同で質の高い多施設共同試験が複数生みだされている。アジア人である彼らは

手先も器用で過去の日本人達の培った技術をも急速に吸収しているように見える。その上、CE mark取得/FDA認可のデバイスは基本的には何でも使えるという制度面でも積極的な環境下にある。さすがにシンガポール発の、完全に新しいものをつくりだすという土壌はまだないものの、総合的に見ても今世界で最もhotな国の1つといえるのかもしれない。

隣の芝は青く見えるものであることは承知している。けれども、**自他を**

2　後輩は先輩達のよいところを継承しなければ
2013年9月10日

とある治療法の生みの親は、大学の大先輩でした…。
Innovate or Die !!

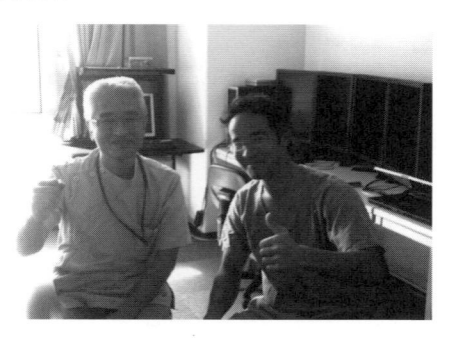

3　僕達にとっての「それ」
2013年9月8日

東京オリンピックの開催が決定した。
1964年が戦後復興世代にとっての「それ」であったように、2020年は僕らの世代にとっての「それ」にしなければならない。

2011年3月11日を忘れないためにも。

しっかりと分析し、自分達の強みを生かし、弱点を薄めて戦っていかなければ生き残れないのは、戦術でも経済でも医療政策でも同じだ。日本の技術的優位性がまだ残っている今だからこそ、日本の次の時代を描く戦略を立てていかなければならないし、それを誰がやるのかといえば、東京オリンピックを5年後に控えている2015年の今、その時代を背負う世代が上の世代から時代を引き継ぎ、その舞台に出ていかなければならないのだと思う（**2**）。1964年が戦後復興世代の象徴となった年であったように、2020年を「失われた20年」の中で育ってきた世代にとっての象徴となる年にしなければいけない（**3**）。

発展途上国、そしてアフリカ

International Union of Interventional Radiologists（IUOIR）という組織をご存じだろうか。発展途上国にはIVRという先端医療など夢のまた夢と思われている国が数多くあるし、病院施設を持っていても患者がいても、肝心な医師のスキルがない病院も無数に存在する。そういうIVR辺境の地にIVRを届ける・伝えることを掲げる非営利組織がIUOIRだ。今まではベトナムやエジプトで手技を指導したり、研修生を受け入れたりとの活動実績があるようだが、次のミッションはアルジェリア、ハイチ等の国が含まれるという。この話を聞いて、筆者の中には**「国境なき専門医師団」、「国境なきIVR医師団」**という言葉が浮かんだ。こういう活動に日本人も積極的に入っていけないものか。日本の企業も古い機器を廃棄するのでなく、そういう活動に活かしていくことができないか。期限切れで廃棄処分になる大量のデバイス達は本当に廃棄処分になるべきものなのだろうか。現地に提供する一方で、そこに新たな産業の種を生めないだろうか。

IUOIRは1例に過ぎない。今、この瞬間にもODAを通じて、そして多くの日系企業の努力により数多くの発展途上国にも日本の医療機器がインフラとして入っている現状がある。モノと一緒にヒトも、もっと積極的に動き、売り込み、日本をよい意味でアピールしていくことは、本当はすぐにでもできるのかもしれないし、従来の途上国に対する医療ボランティアというイメージにとらわれずに考えれば「高度医療を提供する形の国際支援」だって、十分な可能性を秘めている。

　アメリカの学会で、インドでボランティアのIVRを定期的にしているという医師と出会った。IVR治療に必要なX線透視装置は高くて買えないから、全ての手技は原則、より安価な超音波下で行い、それを現地の医師に定期的に教えているという。その話を聞いたとき、筆者は猛省した。モノがなくとも、腕とアイデアさえあればさまざまな治療ができるというのは日本人IVR医の十八番ではなかったのか。**新しいモノ、新しい手技を求めすぎて自分の目の前ではなく背中の後ろに広がるIVRの荒野の存在に気づいていなかったのではないか。先進国だけでなく、目を向ける場所は無数にある。**閉塞感に打ちひしがれている暇があったら、動くべきことはやまほどある。

　冒頭に戻ろう。「世界のカテ室からコンニチハ」―大風呂敷だといわれても、筆者はそんな日がくることを本気で願っているし、無謀といわれても自分自身のゴールはそこにあるといいきりたいと思っている。

結論　見渡せば　世界の真実(リアル)が　見えてくる
　　　　切りて開かん　侍の道(IVR)

倒れるときはマエノメリ！
海外IVR挑戦記

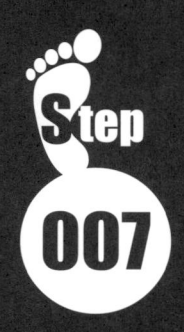

Step 007

50年前、全てはここから始まった
―Dotter Interventional Institute―

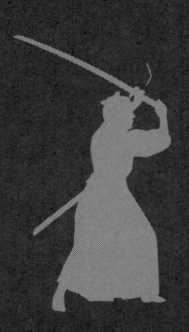

STEP 007 50年前、全てはここから始まった
―Dotter Interventional Institute―

まさにMad scientist、その名もCharles T. Dotter

血管内治療が生まれたのは今からちょうど50年前の1964年。ここアメリカはオレゴン州ポートランドのオレゴン健康科学大学(Oregon Health and Science University)においてである。血管内治療そしてIVRの生みの親、彼の名はCharles Theodore Dotter(**図1**)。"IVRの

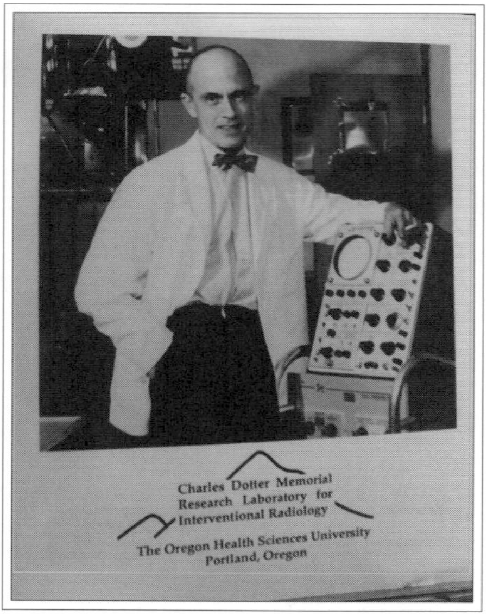

図1 "IVRの父" Charles Theodore Dotter

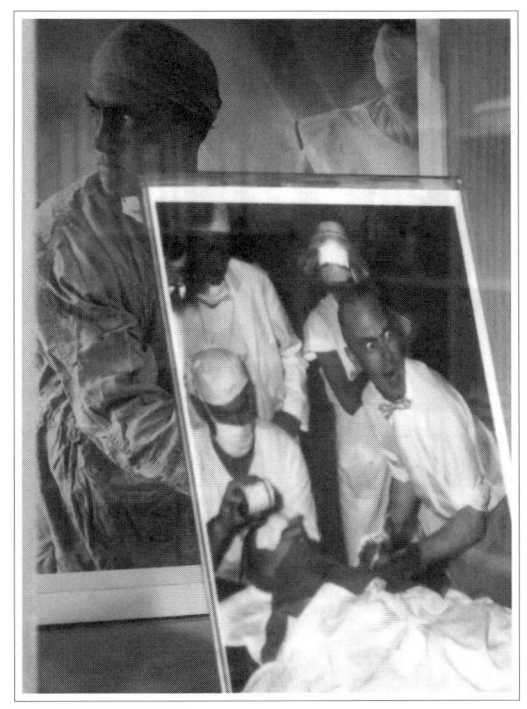

図2 Mad scientist！

父"と聞くと人格者の雰囲気が漂うが、ここDotter Interventional Instituteに残る彼の写真を見るとそんな幻想は一気に吹き飛ぶ。何せ、まともな顔をして写っている写真がない！ まさにMad scientistの形相で、**血管を広げたくてしかたがない**という顔をしており、この人は血管を広げるべくして広げたのだという雰囲気がプンプンと漂っている（**図2**）。間欠性跛行とよばれる血管病変による歩行障害の治療のため、浅大腿動脈の狭窄部を順次dilatorを使って拡張するというDotter法の創始以降、世界は一気にステント留置やバルーン血管形成術等の今日の血

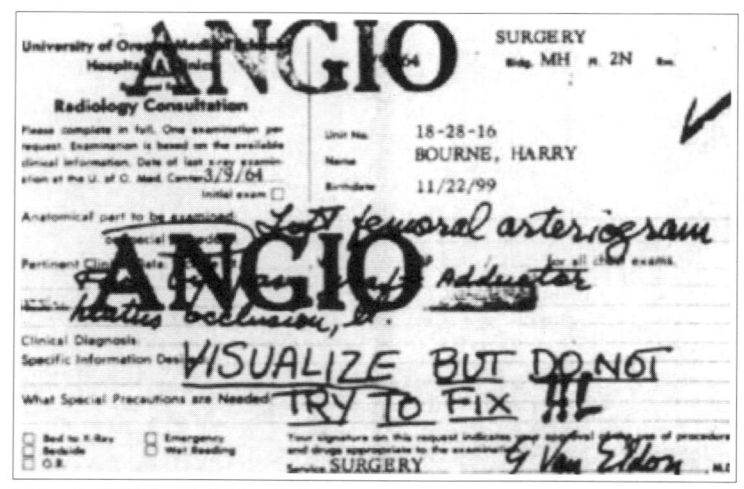

図3　血管造影、治療禁の依頼

管内治療へと傾倒することになるのだが、そんなDotter先生でも初期は他科の医師から相当なバッシングを受けたという。**図3**がその典型で、浅大腿動脈の造影検査を依頼され"DO NOT TRY TO FIX（治そうとするな）"の注意書きを受けたDotter先生。そこで彼がとった行動は……浅大腿動脈の造影を行った後、同じく閉塞していたすぐ隣の動脈である深大腿動脈に対してDotter法でangioplastyを施行（こちらは依頼もされていなければ、確かに禁止もされていない!）。その治療により間欠性跛行の症状を完全にとり去った上、その患者と一緒にオレゴン人にとっての富士山的存在であるMt. Hoodに登ったという不屈の記録がある。アメリカであっても出る杭は打たれたのかもしれないが、ここまで出すぎた杭はもはや誰も打てなかったに違いない。

　過去の偉人の成功を過剰に尊敬するのも、環境の違う時代を羨むの

も筆者の趣味ではないので、この辺でDotter先生の偉業について触れるのは止めておこう。けれども、彼の成功とその後のIVRの発展には世界中のIVR医の熱狂があり、彼を資金面・研究面で支え続けたCook社の創始者Bill Cook氏の支えがあったことはつけくわえなければならない。**誰しも、始めから何者かであったはずはない。**失敗を繰り返し、それでも正しいと信ずることを続け、同志とともに最後に社会に影響をもたらした者だけが成功者の称号を得るものであるし、それとは逆に成功することを目的に姑息的な画策をする人達の元には時代の熱狂も生まれなければdramaticな変化も生まれない。

　明らかにDotter先生は完璧な医師ではなく、非常にエキセントリックで偏った医師であった。いつも何かに怒っていたらしく、時折laboにて今年で齢90になる"生ける伝説"Josef Rösch先生にDotter先生の話を聞くと、いつも苦笑いをされる。けれども、その彼のおかげで、IVR医としての僕らの今がある。この道を発展させていくため、マエノメリに奮闘することを誰よりも勇気づけてくれるのはMad scientist、Charles Theodore Dotterその人だ。我々現代のIVR医も、目下飽和気味のIVRの現状に立ち止まることなく、むしろ変化を楽しみ、何かを世の中にもたらす興奮と共にIVRの領域を発展させていかなければならない。そのために**今何が問題となっていて、何を解決していかなければならないのか。**IVR誕生100周年に向かう後半戦の第一歩に、まさに今我々が足を踏み入れているという事実。そのことに今一度、興奮と喜びを。**Mad scientistのつくりあげた道をイバラの道とするもバラ色の道とするも、我々現代のIVR医の今にかかっている。**

50年前、全てはここから始まった ―Dotter Interventional Institute―

現在のDotter Interventional Institute

　Dotter先生の時代にoverlapし、そこに加わったJosef Rösch先生による消化管出血の経カテーテル的動脈塞栓術（TAE）や経頸静脈肝内門脈大循環短絡術（TIPS）の開発等、1970〜1980年代の世界IVR創成期のOregon Health and Science Universityの業績には枚挙に暇がない。Dotter先生亡き後の1990年春に、Cook社のサポートを受け、当時世界でもほぼ唯一独自の研究所を持つ臨床IVR機関としてDotter Interventional Instituteが設立された。初代DirectorのRösch先生、そしてその後を引き継いだFrederick Keller先生の下、1990年代の世界のIVRの臨床・研究・教育をリードする代表施設としての名声を得ていた。この時期より、日本人IVR医も毎年複数人が留学をし、日本のIVRの進歩と国際化に確実に寄与している。しかしながら2000年代以降、世界中の臨床現場でIVRが発展するのと時を同じくしてFDAの規制強化の壁に直面し、研究開発の熱は次第に欧州へと分散した。そして、2008年のリーマンショック。企業は研究資金を早々に引き上げ、公的医学研究資金の元締めであるNIH（National Institutes of Health）の研究資金も減少。アメリカでのIVR研究の熱は完全に冷めきったといえる。そこにDotter Interventional Institute自体のスタッフの高齢化の波があいまって、目立った業績を出せていない中の2012年、John Kaufman先生がDirectorの座を引き継ぎ今に至っている。

　2014年7月23〜24日に、ここポートランドにてIVR誕生50周年のmemorial meeting（IGI-50）がKaufmanのかけ声の下、開催された。IVR医のみならず血管外科や循環器内科、泌尿器科まで、画像ガイド下での治療を行う科のtop runner達が集い、そこにアメリカからはFDA、

日本からは医薬品医療機器総合機構の行政陣が加わる。さらには大手からベンチャーまで含む、IVRに関わる企業のトップ達が一同に会し、今後の臨床・研究・開発・承認を含むIVRの過去・現在・未来について語り合う。新しいことをすれば新しい時代が開けた創成期と比べると、今の時代はあまりに複雑な時代になってきている。停滞したアメリカIVR界のリーダーの1人として、Kaufman先生がどんな変化をもたらすことができるのか。その変化にリアルタイムで加担する興奮を今後も日本に伝えていきたいと思っている。そして、願わくは、**アメリカの変化と時を同じくして日本のIVRコミュニティにも前向きな変化の生まれる原動力となる熱**を、ここポートランドから日本へと送り続けたい。

Dotter Interventional Instituteでの生活(研究者)

　Dotter Interventional Instituteの施設、研究生活について簡単に触れておこう。Dotter Interventional Instituteのlaboratory自体はOregon Health and Science Universityおよび隣接する退役軍人病院(Portland VA Medical Center)のあるMarquam Hillにもともと消防施設であった建物を改築して建てられた3階建ての建物(**図4**)で、2台のC-arm型X線透視装置と麻酔器が装備されている。留学生には地下の部屋にある机が個人スペースとして貸し出され、休日も含め使用可能である。

　実験日は進行中のプロジェクト次第だが、通常月に4～5日程度(多いときは2～3週間ぶっ続け)、ときにウサギ等の中型動物から、主に豚・羊等の大型動物を利用した実験を行う。実験以外の日は研究にまつわる書類仕事や臨床研究の手伝いをしながら週1度のmeetingでそれらの進捗状況を確認しプレゼンテーションやディスカッションを行ってい

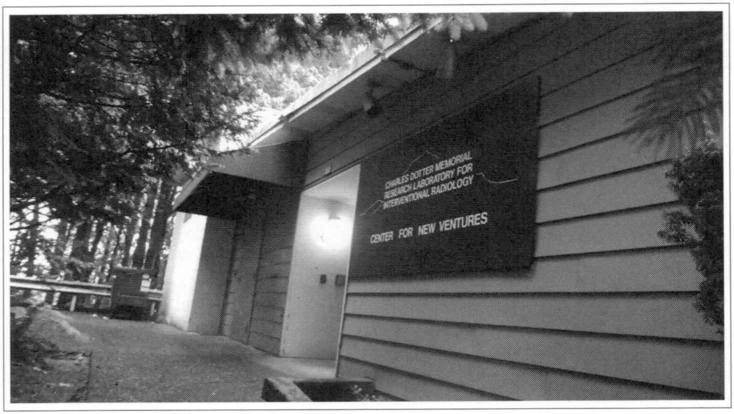

図4 Dotter Interventional Instituteのlaboratory "CENTER FOR NEW VENTURES"

る。それ以外にも、Oregon Health and Science University側で主催される外国人研究者のための英語コースや講演には自由に参加できる。また、研究留学生にも病院側の手技見学は推奨されており、毎朝の症例検討カンファレンスの参加もwelcomeである。

Dotter Interventional Instituteでの生活（臨床医）

　病院側でも正式にはDotter Interventional Instituteの名称を用いているが、実際はInterventional Radiology Department(IVR科)として認識されている（**図5**）。心臓と首から上を除く全てのIVR手技を担当するBody IVRグループと、脳血管および脊髄・脊柱の治療を行う脳血管内治療グループが別グループとして活動している。大学病院側にX線透視装置のある血管造影室が4部屋、隣のVeterans Hospital(VA)に2部屋の計6部屋で手技を行っている。年間手技数はVAを含めれば

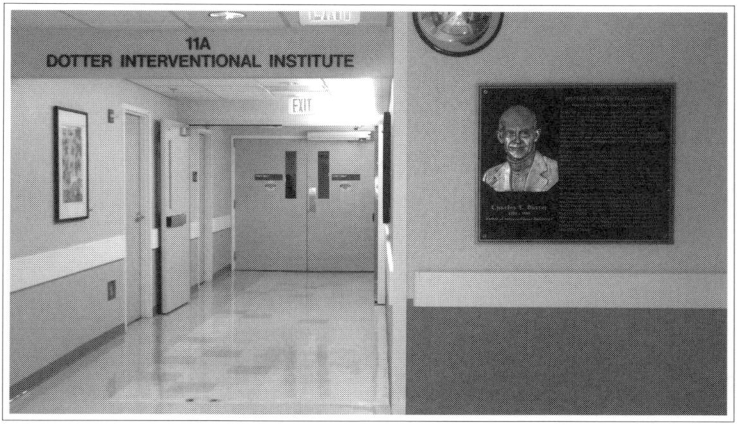

図5 Dotter Interventional InstituteのOregon Health and Science University内の病棟入り口

Body IVRグループのみでも2,500～3,000件前後と、全米の有名施設の中では中の中～中の上程度だが、手技の種類という点では日本で従来行われているのと同様のスタイルのTACEから、球状塞栓物質を使った異なるスタイルのDEB-TACE（日本でも2014年初頭より認可）、radioembolizationを含めた豊富なoncology症例に、TIPSや胸部/腹部大動脈ステントグラフト治療、末梢血管の血管内治療も少なからず経験できるプログラムであるため、fellowship programとしての人気は高い。これらのdutyを7人の指導医（2014年8月より、＋筆者）と4人のfellowで回している。患者は基本的には全て自科入院で、fellow達は毎朝7：30からの症例検討カンファレンス前にはその日の患者の回診や説明/同意書取得、データ整理を終える。その後、15：00～16：00頃までほぼノンストップで、IVR手技をする血管造影室と病棟・回復室であるProcedural Care Unit(PCU)を忙しそうに行ったりきたりしている。

その後、翌日の入院患者準備やデータ整理、summary作成等が控えていることを考えると、臨床側は日本のように放射線診断専門医としての読影業務に追われることのないIVR専科の部署とはいえ、非常に多忙だ。金曜日には朝6：30からmorning lectureがあり、指導医達からのlectureや定期的なM&M conference（合併症検討カンファレンス）、research meeting等が行われている。

　筆者は2014年8月より4年間、立場はinstructor（指導医としての一番下のポスト、日本でいう助教にあたる）、機能は半分fellowという半ばお試し指導医として参入することになるが、基本的に前例のないポジションのため、どんな形で運用されるかは本当に未知数だ。Laboratory workは週1日の研究日を利用して継続する予定である［※2015年9月後記：IVRに関わる画像診断については指導医として、患者診療業務は徐々に慣らし、Body IVR fellowと同列で開始。脳血管内治療fellowの1年をはさんだ後に、Body IVRの指導医として働くことで落ち着いた（**step 009、010、011**参照）］。

今後のDotter、そして自分自身のこと

　まだ何もなし遂げていない者にとって、先のことを語るのは怖い。有限不実行は確実にコケにされるし、instructorのポジションは得たものの、永久就職ポストのtenure trackに乗っていない者としては明日何か大きな失敗があればクビになるかもしれない。けれども、アメリカでは志があれば意思表示をしろと促される。そして、それを実現するための機会を勝ちとれと常に励まされる。**ここでマエノメらねば、どこでマエノメるのか。**2014年6月のある日、Kaufmanから臨床ポストで専門性を発揮しながら専門医取得までの4年間の道のりを確実に終える一方

で、laboの仕事や臨床研究を含めて、今後の若手研究者が世界中からDotter Interventional Instituteに集まり、成長して帰国し、その後も世界レベルのstudyを協同で継続できるようなプロジェクトを数年がかりでつくるように提案された。それができるかどうか。できるといえなければ、将来的には去る他ない。当然、答えはYESだ。自分自身が、挑戦するために日本を離れここにやってきた。自分の限界があるならばそれを広げる努力をしなければいけないし、挑戦せずにできないと答えるようなことはしちゃいけない。2012年に初めてここDotter Interventional Instituteに見学にきた後に抱いた不安：「母国を捨ててまでして、アメリカにやってくる奴らと同じ土俵で戦っていけるのか」（**1**）。けれども、今ここにいて自信を持っていえること：「日本人である自分が、誰よりもIVRに対してハングリーであるということ」（**2**）。**24時間365日、IVRのことを考えているというMad Foreign Interventional Radiologist。自分がその道をつくれないのであれば、他に適任者なんていやしない。それくらいの意気込み、矜持をもってやらねば新しいものなどつくれない。**

　自分がこちらにくる前は、laboにくればscientificな仕事が与えてもらえると思っていた。しかし、現実は甘くなかった。プロジェクトなきところ、資金なきところに仕事なし。半年後、決意の末に自分でプロジェクトをつくるに至った。今後も日本からの留学生はいつでもwelcomeだ。しかし、臨床を離れ外国で一時の骨休めをするつもりの留学なのか、本気でinternationalな活躍をするための留学なのか、それは大きな問題だ。

　留学生が成果として論文を1本や2本は出せる環境をつくれるかというDotter Interventional Institute側の勝負と、苦労してでも自分のプロ

1 覚悟と勇気
2012年12月25日

ホーチミン、初めてなのに懐かしい感じ。
医者になって7年、このアジア感忘れてたなー。
いつか何かの拍子にこの人達のために仕事するときもくるかもしれない。

香港経由で明日、クアラルンプールへ。
在ホーチミンのうちに1つ仕事お片づけ。
年内の仕事、残り2つ。

他国で数年生きてゆく準備はすでにできている。
でも、一生出ていくつもりの準備など到底できない。
母国を捨ててでも出てくる奴らの覚悟と同じだけの勇気を持ちたいと、常々思う。
日本じゃ無理か…。

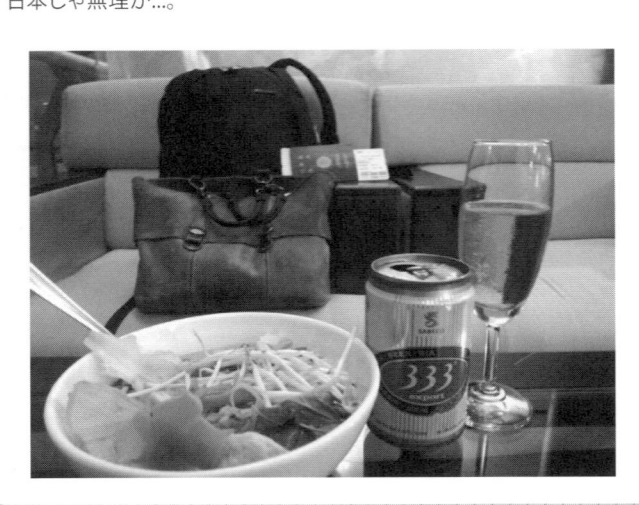

ジェクトを担当し完遂させる留学生側の勝負。そういうチャレンジ精神に満ちたlaboratory workや臨床研究をバンバン打てる熱気を"CENTER FOR NEW VENTURES"(**図4**)に再興させたいと願っている。留学のツテがない、家族を養うための資金が心配。それでも決意してやってくるIVR医には、仲介、資金援助等の方法を最大限提供する用意はある(**step 002**最終項参照)。くしくも2014年7月から、Oregon Health

---

2　UFO
2014年3月1日

今日はちょっとしたcongratulationsの嵐。
Departmentのresearch meetingがあり、正式に自分の2つのプロジェクトの採用が決定した。

最初の数ヶ月、「とってはみたものの、こいつの英語はホンマに大丈夫なんかな？　まあ、しかたがないから面倒見たるか」みたいな状況だったのが、「コイツもしかしたらチョットやれる奴なのかも」みたいな雰囲気に変わってきた気がする。

英語は今はヘタクソだけど、蹴りだされさえしなければいつかはうまくなる。
けれども、どうやらハングリーさではこっちの奴らに負けていない。
…というか、ハングリーさだけはどうやら完全に上を行ってるっぽいw

やる気があって、放っておいても勝手にプロジェクトつくってきて、何かよくわからないけど金もそれなりにもぎとってくる → アレ？　結構使えるかも。
やりたかったけどマンパワーがなくてできないなと思っていたことを、半ばゴリ押しで形にしていく → アレ？　結構デキる子かも。

そんな風に、浸食し続けられれば面白い。
未確認戦闘物体 unknown fighting object = UFO。

50年前、全てはここから始まった —Dotter Interventional Institute—

3　日本人であるというつながり
2014年4月20日

今宵はOregon Health and Science UniversityでJapan evening！
この手の主催は定番になってきた。

普段つながりがなくても、日本人だというだけで安心するのだから不思議な話。
色々なところで、激しく楽しく。
縮こまっていては"何か"は生まれない。
その"何か"が何なのかは、まだモヤモヤしたものでしかないけれど、モヤモヤした中から形として"何か"をつくっていく仕事をしていきたい。

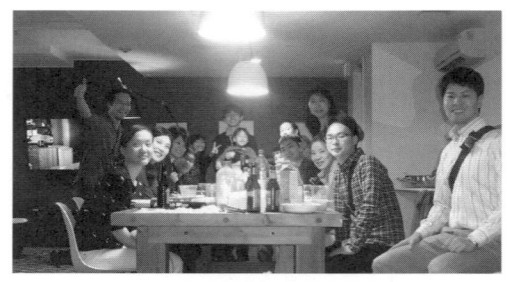

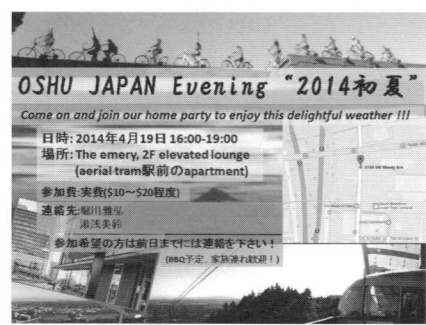

and Science University日本人会の会長を務めることになった（臨床医/研究者で30人前後＋その家族、**3**）。ポートランドには大きな日本人コミュニティは存在しないため、現状では基本的にご近所単位でのつきあいに留まっているが、こちらの活動も拡充していくつもりだ。日本人同士で群れるのは英語力の成長にはときにnegativeな影響も与えるが、家族にとっては日本人同士のつきあいをするのは大切な機会であるし、やはり困ったときに気軽に相談できる日本人ネットワークがあるのは非常に大きい。Working hourは国際人として、off-timeは日本人として、ここポートランドで一緒に闘える仲間が増え、**野心的に世界へ打って出るモチベーション溢れる日本人IVR医達でteam Japanの一翼を担えること**を願って止まない。

結論　プロジェクト　立ちあげ　居場所をつかみとれ！

50年前、全てはここから始まった —Dotter Interventional Institute—

覚え書き

倒れるときはマエノメリ!
海外IVR挑戦記

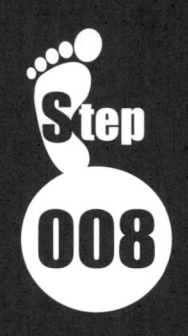

Step 008

ワレ、米国IR医ナリ……???
―申請、審査、オバマさん―

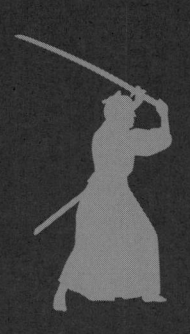

STEP 008 ワレ、米国IR医ナリ……???
―申請、審査、オバマさん―

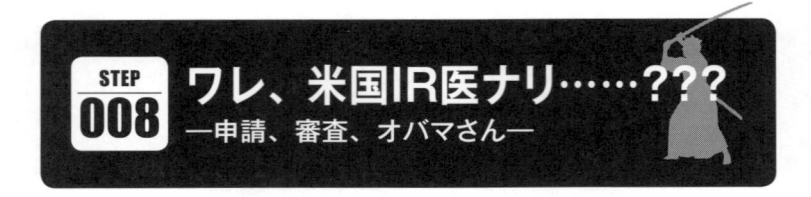

これぞアメリカ！ 同じことを行ったりきたり……

　2012年に半ば押しかけ的な勢いで筆者が初めてDotter Interventional Instituteを訪れてから、早2年が経とうとしていた2014年夏。筆者はなぜか、疾患ではなく事務手続きと格闘していた。もともと、臨床医としての留学を念頭に置いていたが、新規デバイス開発へとつながる基礎実験に興味があったことに加え、いきなり臨床に入るには英語面・環境面で不安があったため、最初の半年～1年はresearcherとして働くことは決めていた。問題は、その後の臨床ポストである。最初はclinical fellowのポジションで合意を得たが、結局ACGME（全米卒後医学教育認定評議会）およびSIR（Society of Interventional Radiology）のポリシーにより2014年夏から、residencyを終えてない者への認定fellowへの門が閉じられたことにより、全ては白紙に戻りかけた。そこから、紆余曲折を経て見かけ上はinstructorとしての指導医ポジションを得られることになった（**step 001**参照）。しかし、今度はVISA条件が専門職就労VISA（H-1B）となるため、その取得条件のためにUSMLE Step3の合格や、J-1 Research VISAからのVISA変更が必要となった（VISAの種類については**step 003 図1**参照）。

　最初に渡米した際のJ-1 Research VISA取得と大学の諸手続きでも、アメリカの事務手続きの遅さには辟易したものだが、臨床ポジショ

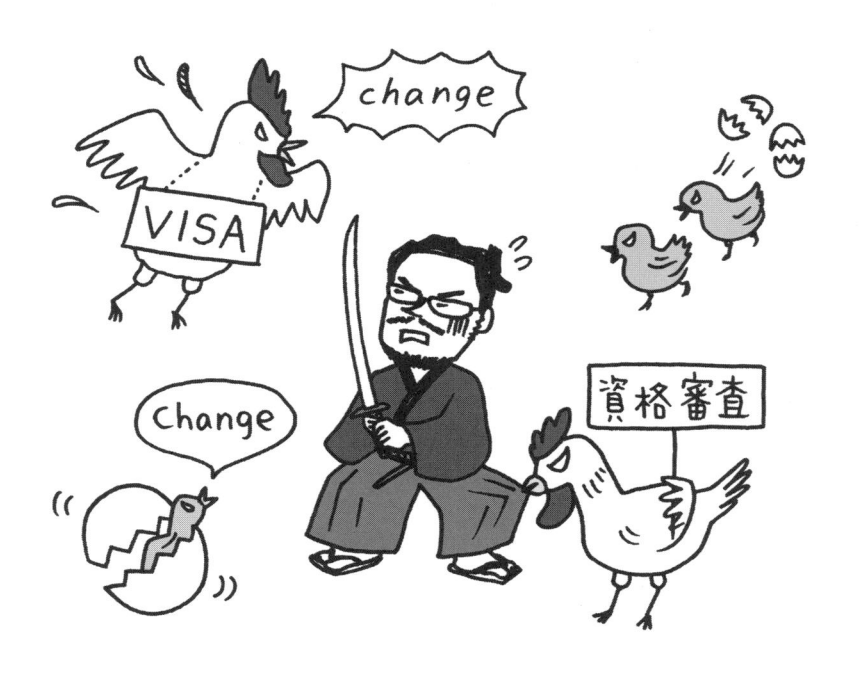

ンへの変更手続きはさらにライセンス問題が絡むため、その面倒は想像をはるかに超えていた。

　いきなり洗礼を受けたのが、「H-1B VISAがないと病院としての資格審査が始められない、けれどもH-1B VISAを申請するためには病院の資格審査がある程度進んでいなければならない」との矛盾。頭の中で鶏と卵の関係をリピートさせながら、それぞれの部署の必要条件を文章化してもらい1つ1つ紐解いていくと、どうやらposition offer letterとオレゴン州ライセンスがあれば少なくとも病院の資格審査がある程度進められることが判明。ここの紐解きに最初の2ヶ月が消費され、申請のための山のような書類は事前に準備していたにも拘わらず、州ライセンスを取得したころにはすでに渡米後4ヶ月（**step 004 6**参照）が経過。再

度鶏と卵(VISAと病院の資格審査)を倒しにかかるも、この無限ループはひたすらに堅く、正攻法で攻めるとVISAに最低4ヶ月、病院資格にはVISA取得後3ヶ月かかると返答される。この時点で臨床開始まで、残り5ヶ月。さらに、VISA取得はアメリカ国内ではできないため通常は本国(筆者の場合日本)に戻り行うこととなっている。結局、VISA申請については1,000ドル強の追加料金を払うと通常2ヶ月要する部分が2週間に短縮できる"袖の下制度"があることが判明(正式名称Premium Processing、正確には1,225ドル)。さらに、bossの後押しを得て、VISAが下りていなくても病院資格審査は同時並行で進めてもらうことで交渉がまとまり、2014年6月の奈良での日本IVR学会総会にあわせて

1　もう、何も驚かない。
2014年5月7日

もう、何も驚かない。
泣いても笑ってもoutcomeが変わらないなら、笑っているという耐性・決意みたいなものはすでに備わっている。

資格やポジション、州ライセンスや病院側の資格審査、全てがりなりに順調にこなしてきたけれど、最後の最後で今度は連邦政府の定める就労条件checkに2ヶ月要するとの返答。今までそんな項目は一言たりとも聞いたことはない。

けれど、こちらで連邦政府関連の事項が出てきて、それをskip/免除できる条件がない場合、どんなに交渉しようとしても時間の無駄。こちらのスケジュールをそれに従って調整するのみ。

Difficulty makes a person stronger!
最近、こちらの人間にも呆れられつつある。
「お前、本当に何でも何とかするな」って。

帰国し新規H-1B VISAを取得する方針でことなきを得た。

　……ハズだった。が、ここでオバマ氏登場"Yes, we can!"。臨床開始まで3ヶ月を切った2014年4月末。オバマ政権による最低賃金法改正の影響で、新年度の最低賃金がわからないから、その審査を新たに提出して許可を得る必要があり、それには2ヶ月が必要だとの連絡が入る（**1**）。頭の中では、鶏が産んだ卵から育った鶏が"Change!"と啼く。院内の事項ならともかく、さすがに連邦政府の決定事項に対して交渉しようとしても時間の無駄だと悟り、臨床開始はあえなく8月からへと1ヶ月延期となってしまった。**これがアメリカ、これぞアメリカ**。この適当さにいちいち目くじらを立てているようではこちらでは生きていけないし、

2　　よくあること
2014年4月17日

新シーズン（こっちではresidentもfellowも7月1日開始）が近づいてきたので、具体的なVISAや資格審査がようやく動きだしている。

俺は数ヶ月前からずーっとやってるハズなんだけど。

…で、今ごろになって７月からの業務上の立場が日々流転している。
なぜ、今さらその情報が必要なの！ずーっと前に出したデショ！
必要な情報は前もって教えろっていったでしょうが！

とにかく、心を荒立てても意味がない。
まあ、よくあること。
メールなんて全く届いてないのに締切過ぎそうと突然注意受けたりね。
まあ、よくあることですよ。
このままじゃVISA得られないかもとかね。
…まあ、実際よくあることですよ、本当に!!!

ワレ、米国IR医ナリ……??? ―申請、審査、オバマさん―

折角こういう経験ができるのであればこれすら楽しむ心意気でいなければもったいない（**2**、**3**）。

---

3 「Never give up」
2014年5月23日

「Never give up」
聞きなれたphraseだが、アメリカでの事務仕事を完遂させるための言葉としか思えない。
何度も送付して何度も確認して確実に終えたはずのことでも、忘れたころに突然「まだ終わっていない」と通知がくる。

日本に帰っても、秘書経由であらゆる部署とほぼ毎日メールで折衝している。その多くは、1度アメリカにいる間に済ませたこと。
だーかーらー!!!!…といっても何も状況は変わらないので、ひとしきりチクチク文句をいった後に淡々と以前に終えたはずの仕事を繰り返す。

何度でも、何度でも。
Never give up。
日々是修行でござる。

ある日のメールの一例

あんたらのせい！
↓

> I checked with Cynthia Collier who was covering my desk while I was out and we did find the Idaho signature pages. However, we still do not have a copy of the Washington Medicaid application. This can be electronically completed and signed but it has not been submitted through his Provider Home Page.
>
> Thank you,

前に、これは終えたけど
上のがまだだって言ってたジャン！

ワレ、米国IR医未ダナラズ

　日本であろうがアメリカであろうが、IVR医に必要な要素が変わるとは思えない。けれども、情報の世界では国家間の敷居はより一層低くなり、よりリアルタイムでinteractiveな時代へとなってきていることは自明であり、また医療を巡る産業構造もよりグローバルなものへと拡大・収束の一途を辿っている。その中で、日本の医療の鎖国状態を保とうとすれば何が起こるか。日本内で流通する薬剤やデバイスを日本国内で自給自足するならともかく、グローバルスタンダードの医療を提供しようとする限り、その薬剤・デバイスにまつわる特許権を含む膨大な利益は日本国外に流出していくことになる。少子高齢化時代の中で、自分の子供達の世代にますます重くのしかかる税金・膨大な国民医療費が他国に食い物にされる時代がくるのを手をこまねいて待っているだけでよいのか。**日本発の医療を世界に届け、日本の医療の発展に貢献することが企業の世界戦略の中で重要事項と位置づけられるように、ヒト・モノ・カネ・知的財産を一体化させて戦っていかなければならない。**その中で、先端分野であるIVRの果たす役割は重い。

　制度の変化に文句をいうことは簡単で、現状に不満をいうのも簡単。けれども、次世代を担う人間達が戦略的にくるべき未来に向けて動き出し、批判する側ではなく時代をつくりだす側に回らなければ新しい時代は決してやってこない。日常臨床のレベルを維持することはもちろん、top runnerとしてacademic拠点で成果を出す人も必要なら、研究開発分野で新しいものをつくりだす人も必要。そして、筆者自身は海外で日本発の医療を実践し、日本へ再フィードバックをしながら、日本人の海外進出の足がかりをつくる仕事が必ず必要になると信じて、今ここアメリカ

にいる。**IVR医のゴールが1つであっては面白くない**。高い臨床能力を持った日本のIVR医それぞれが、それぞれの分野で活躍をし、日本人としての世界戦略を描ける日がくるように、我々は歩みを進めていかなければならない。それを夢物語と呼び諦めることは、日本の未来を託される世代に対していかに無責任なものであるかを、我々は自覚しなければいけない。

| 結論 | 忍耐と　アクションともに　携えて
ネバネバ粘って Never give up! |

倒れるときはマエノメリ！
海外IVR挑戦記

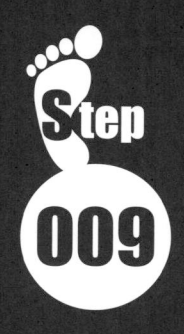

Step
009

わかっちゃいたけど前途多難
―やっぱりあるある、"言葉の壁"―

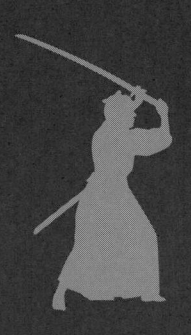

STEP 009 わかっちゃいたけど前途多難
―やっぱりあるある、"言葉の壁"―

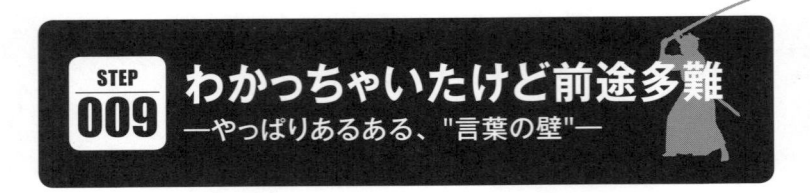

マエノメろうにも訴訟は怖い

　アメリカの研修システムで、1年の区切りは7月1日。ビザ手続きの問題により、遅れること1ヶ月、2014年8月1日からついに臨床を開始した。待ちに待った臨床の現場。久々に握るカテーテル。高まる期待を胸に、患者からのInformed Consentをバチっととって、手技に入れば超選択的TACE、そしてB-RTO！　日本人ならではの匠の技を早くもアメリカ人に見せつけ、喝采を浴びる。

　……なんてことは誰しも夢見るだろうけれど、実際はやはりなかなかに難しい。日本でもそうだが、施設には施設の治療方針がある。その治療方針以外の他流を持ち込もうとすれば、まずはそこのやり方を模倣することから始め、信頼を得なければならない。信頼され、1人で治療を任されて、初めて自分の色を出していけるもの。それまでの間は**「郷に入りては郷に従え」="When in Rome, do as the Romans do"**を決め込むしかないし、そうでなければ誰も面倒など見てくれない。この訴訟大国アメリカで、専門医の資格もなく、患者とのコミュニケーションにまだ難がある状況で、他人と違う自分のやり方を貫き通そうものなら、それはマエノメリを超えて、明らかに**イサミアシ**。万に一つ、大成功する可能性も秘めているかもしれないけれど、何かしらの問題を起こしてあっという間にクビになるリスクの方が大きい。最初は耐えに耐え、どん

な役割でもこなしながら、とにかくその中で**自分の臨床レベルの英語力＝プロフェッショナルとしてのコミュニケーションスキル**を確立させること。結局のところ、手技だけできても猿回しの猿と同じでいつまで経っても臨床医として独り立ちはできないし、ましてトラブルが起きたときの尻拭いや、難解な症例や緊急症例の際の臨床ニーズとのすり合わせの作業をしていくには程遠い。こちらの患者は、手技前後だけでなく手技中にもsedation中ながらしばしば話をしたがる。何をしているのか、リアルタイムで教えてほしいという患者も結構な数、存在する（**1**）。その場合は当然、医療者に対して使う専門用語では理解されないので、むしろ平易な言葉にいいかえ、ときに患者の訴えを聞きながら手技を進めることになる。この敷居はnon-nativeにはとても高い。臨床開始から3週間が経過したが（2014年8月末）、これをクリアしない限りこちらで独り立ちすることはできないと実感している。

　訴訟のリスク、そして周りに迷惑な奴だと思われることに怯えながら

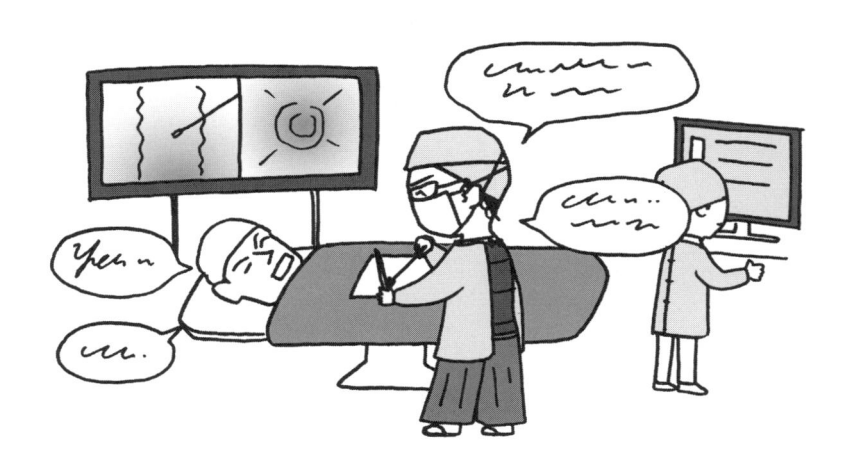

1 言葉の大切さ
2014年8月16日

この2週間、わかりきっていたことではあるけれど、言葉の大切さを実感。

こちらの患者は往々にして"説明"を求める。
血管内治療の前だけでなく、ときに治療の真っ最中にも、会話をしたがる患者も少なくない。
そして、こっちの医師はときに大げさかとも思えるくらいに患者を褒めるし、あえて世間話をしながら手技を進めることもしばしば。

定期的に報告の上がってくる患者満足度評価にも、そういう"手技中まで安心させてくれるように話してくれた"とかが稀でなく報告されている。
…逆をいうと、しっかりとそこまでのコミュニケーションをとることのできない自分の現状が（訴訟等も含め）ものすごく怖い。そして、自分の治療する患者さんに対して本来もっとしてあげられるはずのことができていないという事実を目のあたりにすると、割り切っているつもりでもジワジワと心が蝕まれ弱気の虫が顔を出す。

慣れなきゃいけない。
慣れるしかない。
わかっちゃいるし、いつかはもう大丈夫といえる日がくると信じているけれども、その期間を最短にする努力をしなければいけない。その前に心が折れないように自分に対しても最大限のケアをしなければ。

今日はInterventionをローテートしてるresidentを捕まえて、自分のapartmentから100m以内の大学の関連ビル内で24時間画像診断もできて音声認識ソフト先生の指導も得られる部屋へ案内してもらった。
悩んでる暇があったら、やるっきゃない。
今やらなきゃいけないことがわかっているということは、ある意味幸せなこと。

毎日を過ごすのは結構なもので、どうしてもっと具体的に準備しなかったのかとか、果たしてこの環境にいつ慣れるのかとか、はたまたこんなことでは日本のIVRの真髄を見せるどころか、情けない姿を露呈するだけなんじゃないかとか、ごちゃごちゃとnegativeなことも頭をよぎる。けれども、その中でも自信を失ってはいけないと自分に強烈にいいきかせて日々を過ごしている。"Confident"、いわゆる自信満々な状態というのがこちらでは信頼感を生む。日本では非常に尊重される"謙虚に振る舞うこと"はこっちではむしろ自信のない奴としてプロフェッショナルとしての信頼感を失うことにつながりかねない。自分がアラブ人だったら、インド人だったら、きっとこんな状態でも下手な英語でも自信満々に喋りたおすのだろう。"純日本人である自分には難しい"という謙虚さなど、アメリカでは不要。そんな謙虚さは、自分の期待値を事前に意図的に下げて相手をガッカリさせないための言い訳だ。本当に自信を持てる日がくるまで、**虚勢でもよいから"confident"でいる努力**をし、自分の目指すレベルから目をそらさずに戦い続けたい。

認定fellowの日常

　新しい環境への適応期間は、日本であっても、当然アメリカであっても難しいものだ。適応能力には当然個人差があるし、緊張が疲労を呼ぶのはもちろんである上、非効率は関係者の苛立ちを生む。自分や家族が病気をすることだってある。その中で、こちらのIVR fellow達はわずか1年でそのトレーニング期間を終え、IVR医として独り立ちすることを求められる。そして、トレーニング期間の後半には次の年の就職先も探し始めなければならない。1年という期間は疑いもなく、短い。それゆえ、しばしば"全然働かない"と揶揄されるアメリカ人としては異例なほどよ

く働いている。朝6時半からほぼノンストップでランチもカフェテリアに行く時間もほとんどない。17〜19時ごろには終わるとはいえ、彼らの働きぶりは密で、on call翌日も当然のように働いている（土日が休みの分、on call後に休みをとっていると所定のカリキュラムを修了させられないようだ）。年休は10日まで、学会参加は5日まで、権利として認められているが、全部使いきるfellowはほとんどいない。手技件数だけでなく、部内のM&Mカンファレンスという合併症カンファレンスでの発表や、tumor board/trauma board等のカンファレンス参加もfellowの修了要件として決められており、時間を見つけてはこれらのタスクをこなしている。件数を多くこなそうともさすがに1ヶ月や2ヶ月では手技の劇的な上達は見られないが、こうしたマネジメントに関しては彼らの能力は目を見張る。アメリカの医者の中でも"上澄み"にあたる放射線科医の能力値の高さなのか、総じて高いプレゼンテーション能力を持つアメリカ人の特性なのか、もしくは現場でもがいている筆者の羨望によるバイアスがかかっているのかはわからないけれども。

　一方で、fellow期間中に研究もやりたいと願っているfellowにとってはこの1年のカリキュラムは非常にタイトで、当然土日や夜間のextra workを要求される。このレベルになると、プライベート充実志向のアメリカ人にとってはcrazy workの域のようだ。それでも、academic carrierを歩むことを強く決めているfellowは、臨床研究のデータベースづくりや、基礎研究のための研究費獲得を目指し、ときにはcrazy workにも挑戦している。こちらにくる前は、噂の通りアメリカ人は働かないのかと思っていた。けれども、働かない人間ばかりでこんなに効率的で常に変化する教育制度を維持できるわけがない。Dotter Interventional InstituteのbossであるDr. Kaufmanの働きぶりを見ても思うが、**アメリカは**

こういうごく一部の非常によく働く極めて賢い人間が社会のシステムをつくる側に回ることでなりたっているのだろう。

ハグレモノ、上等！（筆者の場合）

さて、他人事のようにfellowのことを書いたが、筆者の立場はACGMEから認定された認定fellowではないため、彼らのように、こなさなければならないdutyというものは決まっていない。しかも非認定のfellowですらなく、instructorという指導医ポジションであるため、被教育者という役割でもいられないという難しい立場である。けれども、当然ながら確実にon the jobで学ばなければならないことが多く存在する（病院のしくみ、他科対応、何より英語）。そこで、IVR部門が手技以外のdutyとして行っている血管系のimagingを当面はdutyとして行い、合間で手技に入りながら徐々に慣れていくという方法をとることに落ち着いた（**2**）。もしかすると、fellow達と同じように全ての患者ケアもする環境に身を置いた方が学び・慣れの効率はよいのかもしれない。しかし、それで問題が起これば恐らくクビだ。もしそうなれば、アメリカで専門医をとることも、乗りかけたリサーチを継続することもできなくなる。**自分に期待されることはアメリカ人と同じことをすることではなく、アメリカ人にはできない+αを組織にもたらすこと。** そのためにはdutyに追われるよりも、ある程度思考の余力を残しながら+αとして、基礎研究・臨床研究にも継続的に参画するのが理に適っている。

臨床開始前にbossと話す中で、すでに日本でのトレーニングを終えた専門医である上に4年間という長い期間いるのだから、目の前の臨床に焦るのではなくサイエンティストとしてより成長する方法を選べ、とアドバイスを受けた。認定fellowではなく、よりフレキシブルなポジション

を得たことを自分の現状に合わせて最大限利用する、それが今の自分にできること。他人にできて自分にできないことを嘆くのではなく、たとえそれが特殊な道であったとしても自分を最大限活かす選択肢を選び続けるという覚悟。その昔、特殊な環境である防衛医大に入学を決めたとき。尖った専門であるIVRを選んだとき。そして大きな組織を辞め渡米

2　容赦なき音声認識ソフト先生
2014年8月10日

普通に働くってのは結構エネルギーがいる。

臨床面では"見学"から"自分の仕事"に変わり、できるだけ情報を集めたいしできるだけ早く慣れたいと思うだけに朝は6時前から、夜は最終ロープウェイの9時半まで病院にいるようにしている。
これくらいの時間は多分日本での医者としてはたいして忙しくない部類の時間感覚だけれど、これがまたなかなかの疲労度。

週末はゆっくり休みたいところだけど、休みすぎると週明けがつらい。
臨床はスノーボードと一緒。
最初の期間に集中して早く楽しくやれるレベルにならないと、コケるのが痛すぎてどんどん嫌いになって、しまいには苦行に感じるようになってしまう。
チャレンジ精神に溢れているうちに乗り越えなければ。

IVR手技はちょっとずつやらせてもらっているが、それなりに万国共通。
ヒト—ヒトの会話は患者相手でも医療従事者相手でも使える英語にしがみついて何とか理解はしてもらえる。
…目下の課題は画像診断レポート。
音声認識ソフト先生は誰よりも容赦がない。発音・アクセントが正しくないと、95%のはずの認識率が50%にも60%にも落ちる。血管内治療(plaque)の話をしているはずが急に中欧の都市(Prague)の話

を決めたとき。**自分が決めたことならば他人と違う選択をすることを怖がってはいけないし、その選択を後悔してはいけない。**それが決断に伴う責任だと自分にいいきかせてきた。"自由の国アメリカ"にきて、レールが敷かれていることなんてはなから期待していない。ここアメリカでも、特殊な奴であることをあえて選ぼうじゃないか。

になったり、必ず特定の単語の後に特定の動詞がついてきちゃったり（aorta⇒aorta "are"）はザラ。
時間があると過去のレポートに遡って、ほぼ無限に音声認識ソフト先生にレッスンしていただいている。

このままだと、アメリカで一番お世話になったのが音声認識ソフト先生という羽目になりかねない。
…先生、早く卒業したいです。

写真はオーガニックにして最短の朝ごはん（右）とお弁当（左）。
「"オー"がにっく」は間違い。正しくは「おー"ガァ"にっく」。
音声認識ソフト先生…。

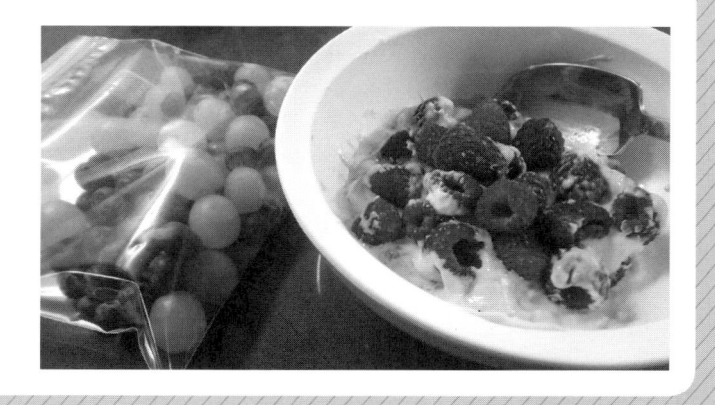

サクラサク

臨床開始から3週間が経った。臨床で求められる英語レベル/米国経験値はまだ遙か彼方。マエノメリと表題しながら、日々アトズサリする弱気の虫と戦っている。何かをクリアしたと思えば、待っていましたとばかりに次の問題が生じる(**3**)。そんな中、舞い込んできた朗報。2014年9月にスコットランドのグラスゴーで開催されたCIRSE 2014で、poster

---

3　アメリカよ
2014年8月20日

アメリカよ　ああアメリカよ　アメリカよ…

実はこっちでは手技の他にも時折、血管にまつわる画像診断の仕事があって、それを半ば責任者として任されることにもなっていた。ところが毎度お約束のアメリカ式で、やり始めてから一部の民間保険の患者の診療を責任者として受け持つと専門医でないからなのか制限つきライセンスのためなのかはわからないが診療報酬が下りないらしいことが判明した(先にいえよ!!!!)。

そのためそういう患者の画像診断は、"責任者として"fellowのチェックをして他の上級医に回す役割をせざるを得なかったので、役に立てるようにと思って必死でやってみた。

チェックするのはよい。
もしくは自分がした画像診断をチェックしてもらうのも構わない(変なプライドは捨てて、学習者に徹すればよい)。
けれど、間に入ってあっちとこっちにフィードバックしようにも、英語力が足りない＋微妙な表現の好みがわからないので、うまく調整

awardの受賞(Cum Laude=銀賞相当、[4])。そのほとんどは日本での仕事だったのだけど、早速bossに報告した ―"**Congratulations!!! Thank you for being here!**"― 迷惑をかけたとしても、それ以上の成果で返していかなきゃいけない。"最初は大変だったけど、こいつをとってよかった"といわれる日が、いつかくることを願って。

できない。
大bossに対してはうまくいっても、他の中boss達も中bossなりのスタイルを持っていて、さらにfellow達も全米各地からきているからスタイルが結構バラバラ。

そもそも保険診療報酬下りなかったのも俺のせいっちゃ俺のせいなのでスミマセン！って思ってしばらく我慢して過ごしてみたけど、よく考えてみたらたとえ日本でもこの仕事は俺にはできん。
...ということで、早くも大bossと直談判し、明日より少々体制変更。診療報酬の下りない患者は、一応責任者としてfellowと上級医に振りわけだけして、後はヨロシク状態。それが一番てっとり早い。

間に立つ立場は英語力の向上も意図してくれていたのかもしれないので心苦しいのだけれど、メンタルをやられるくらいならば早く自分から手を打ったほうがよい。自分のことは自分がよくわかってるし、いいださなければ状況は何も変わらない。
...たとえこれで一時的に評価が落ちようとも、最終的に生き残ってちゃんと成果を出しさえすればよいのだ。

アメリカよ　クビにしないで　アメリカよ...

わかっちゃいたけど前途多難 ―やっぱりあるある、"言葉の壁"―

4. サクラサク
2014年9月13日

CIRSE2014@グラスゴー、開幕!

そして、国際学会で初の受賞(Cum Laude：銀賞的なもの)。

"結果"を出さなきゃいけない身としては、こういう報いが何よりもありがたい。

締め切り1時間前にギリギリで投稿し終えた電子ポスターなので、見直すとかなり恥ずかしい英語が一杯なのはご愛嬌ってことで…

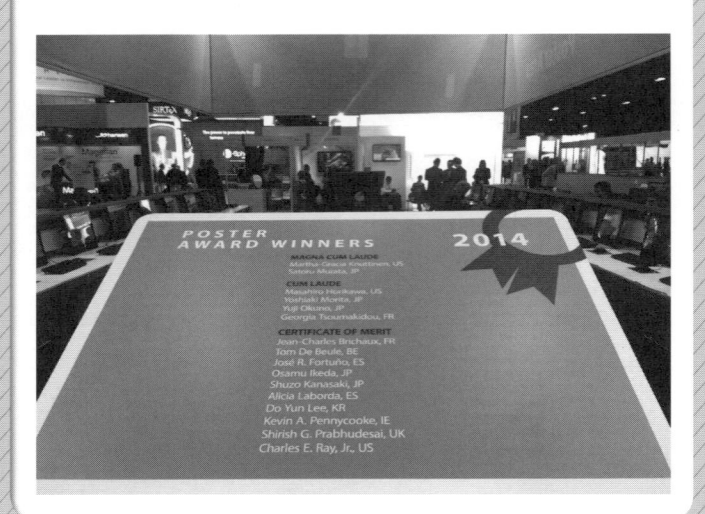

> **結論** やるしかない それでも足りないときあれど
> ふいにいつか 報われる日まで

倒れるときはマエノメリ！
海外IVR挑戦記

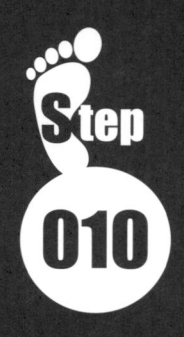

Step 010

「たかが3ヶ月、されど3ヶ月」
―目に見える変化、目に見えぬ変化―

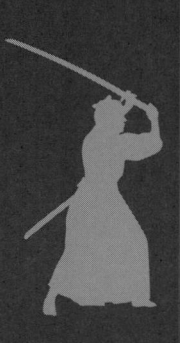

STEP 010 「たかが3ヶ月、されど3ヶ月」
―目に見える変化、目に見えぬ変化―

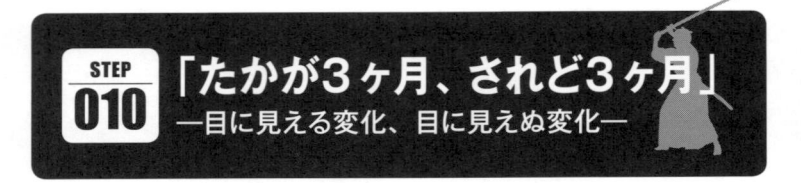

「1年目は大変だよ」の意味

　アメリカで臨床を開始してから3ヶ月が経過した（2014年11月）。まだクビにならずに、何とか生き残っている。最初はどうしてよいかわからなかった術前のtime out（手術時と同様に、血管造影室に入室後に患者・看護師・診療放射線技師らとともに手技の確認を行う）も何とか自分でできるようになってきたし、簡単な手技ならば術前後・術中の患者との会話にも怯えずにいられるようにはなってきた。渡米前に思い描いていたようにはうまく行かないけれど、少しずつは前進している。周りに迷惑をかけないかどうか、外国語ゆえの間違いを犯して患者の不利益につながらないかどうかを常に心配しながら、それでも"confident"な態度を保てる程度に虚勢を張らなければ、得られるはずの信頼も得られないし悲観的な自分自身に潰されてしまう。**自分で好き好んでやってきたにも拘わらず、ときに沸いてくる逃げだしたい気持ちをどう整理して前を向き**

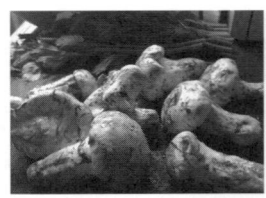

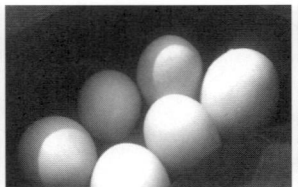

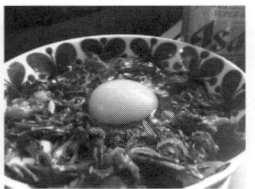

図1　秋のオレゴン収穫祭

続けるか。アメリカの臨床現場で奮闘するのと同時に、日々自分との闘いごとが待っているとは想像していなかった。科を問わず臨床留学した医師達が口を揃えていう「1年目は大変だよ」の意味は、きっとこういううちなる戦いを含めてのことだったのだろう。

アメリカの医療を語る

2014年初頭の「Rad Fan」連載開始当初は、臨床が始まった暁にはアメリカの医療の現場を日本のIVR医目線で語ることができればと考えていた。しかし、現実的にはそれをまとめて語る余裕がほとんどない。細切れながら、臨床業務開始以降の3ヶ月間で目にしたこと（**1**）、少しずつ慣れてきたこと（**2**）、そしてフラストレーションをバネに何があってもマエノメリ続けていること（**3**）。それらを日々の投稿の形で記載することで、本章にかえさせていただきたい。

風は日々冷たさを増し、日は刻一刻と短くなる。冬を迎える前に訪れた短いオレゴンの秋を、週末のfarmer's marketで手に入れるオレゴン産のマツタケやとれたての卵、日本からの後方支援でいただいた牛丼らとともに最大限に満喫できる現状に感謝している（図1）。**自分が何のためにアメリカにいるのか、何のために放射線科IVR医として存在しているのか**。自問自答を繰り返す毎日ではあるけれど、minorityだからこそできることがある。他人と違う道を歩むからこそ見える道があると信じ、きたるべき冬を迎えようと思う（**4**）。

> **結論** 道あらば歩め　道などなくとも歩め
> 春も夏も秋も冬も　歩まばいつかたどり着かん

1　日米放射線科の違い
2014年9月27日

しばしばアメリカと日本の放射線科についての違いを聞かれる。

現在、画像診断が主となる放射線診断科の中で、専ら血管内治療/カテーテル治療をはじめとする画像下治療を提供する科であるVascular and Interventional Radiologyという科に属している。その中でも自分は、米国医療に慣れるため、そして現状の英語能力という弱点を補いながら今までの自分の特技を活かすという目的のために、血管系の画像診断をある程度責任を持ってやりながら、一方で血管内治療/カテーテル治療は上級医と一緒に入って慣れるという方法をとっている。

日米が違うか違わないかというと、やっぱり結構違う。特にレポートは全然違う。
施設ごとの違いや医師ごとの違いはあるけれど、保険会社が放射線科レポートから項目をピックアップして本当にさまざまな条件加算に値するかどうかをチェックするらしく、往々にして血管内治療にしても画像診断にしても大事な所見も大事でない所見も逐一レポートに書かなければならない。
そして、主治医ももちろんなのだろうけれど、画像診断という業務に対して放射線診断専門医が責任を担っており誤診はもちろん、未記載は見落としとみなされて訴えられても不思議ではないので、とにかく小さな所見も記載するように求められる。

結果、ある日の比較的大作レポート（下記）のようなものができあがるのだけれど、正直これをつくるのにテンプレートがあっても英語に慣れなさすぎて自分の場合は数時間を要する。
日本でのレポートの場合は、比較的気合の入ったものでも恐らく30分強で作成するし、文章量も多くてこの1/3〜1/4くらいだろう。

渡米する前は、しばしば「アメリカ人はテンプレートで長々とレポートを書く。そんなレポートは美しくないし、我々はスペシャリストなのだから要点だけ書いて臨床医に伝えればよい」というような噂/批判も耳にしていたし、長ければよいわけではないのは今でもある程度は同意する。
一方で、「異常所見でも症状に関係なかったり、大した所見でなければ記載しない」とか「主治医がわからないことを助けるのが放射線科の仕事」などと軽々しくいうのは、単に面倒なことをやらないことを正当化する口実にも思える。

文化が違うものを、軽々しく比べるつもりもない。
けれど、さすがにここまで違うと驚きを隠せない。
とりあえず見落としは減るけど、数はこなせない。キモどころの疾患の診断の質については多分それほど変わらない。Resident達にとっての学習効果は高いだろう。1枚1枚の画像に対して画像診断医にかかる責任は米国の方がより重い。

日本人放射線科医としては"初期研修医にもわかるように"だったり、"画像診断段階での診断がたとえ最終診断と違っていたとしても思考過程を記載して主治医と共有することに意味がある"というポリシーで、比較的くどく所見を書く方だったけれど、そんな自分から見ても"やりすぎ"と思うくらい、全てを記載するのがウチの科の常である。

正直この違いについての価値判断は、まだ整理できていない。
郷に入りては郷に従うのみ。
お金の話や制度の話がもう少しよくわかってきたら、もう少し突っ込んでアレコレ良し悪しを語れるようになるのだろう。

…ちゃんとそんな日がくることを願っている。

以下、匿名化のために一部内容を変更したある日のレポート（800字弱で一応比較的大作の方。普段は500〜600字程度が多い）。
****
CTA CHEST, ABDOMEN, AND PELVIS WITH AND WITHOUT IV CONTRAST. 3 D IMAGES WERE OBTAINED AND INTERPRETED
（撮影条件等、略）
（臨床情報、略）

Comparison: Intraoperative aortic angiogram XX/XX/20XX, and CTA abdomen and pelvis on XX/XX/20XX.
FINDINGS:
VASCULAR FINDINGS:
A fenestrated abdominal aortobiiliac endograft has been placed for juxtarenal infrarenal saccular AAA with suprarenal bare mental portion, infrarenal covered graft, scalloping for SMA and bilateral single renal arteries fenestration. There is a slightly high density (50-60 HU) structure with no contrast enhancement, representing clot within the sac. Several tiny foci of gas are present within the aneurysmal sac, likely

result of recent instrumentation. No endoleak is noted. The size of the sac of the juxtarenal infrarenal aortic aneurysm is 81 x 49 mm in maximal axial diameter (image YYY, series Y, adventitia to adventitia), which was measuring 77 x 49 mm on XX/XX/XXXX (image YYY, series Y). Celiac artery and SMA are widely patent. Bilateral renal arteries fenestrations are also widely open with flaring configuration at the aortic orifices. The IMA is occluded at its origin with distal reconstitution from superior mesenteric artery collaterals. No visceral organ infarction is seen. There is an angulation at the level of main bony/legs junction resulting in mild narrowing of the proximal part of the right leg. The bilateral legs are terminated at the level of distal common iliac arteries just proximal to the iliac bifurcations. There is slight linear filling defect in the mid portion of the right external iliac artery, possible small dissection related to the procedure. There is no pseudoaneurysm in bilateral common femoral arteries with compatible findings of scarring/small air bubbles to status post EVAR with bilateral femoral cutdown.

Remaining part of the aorta are within normal limits with the ascending aorta and the descending aorta at the level of pulmonary artery bifurcation measuring 37 mm and 27 mm in maximum axial diameters. Branching pattern of the arch is three vessels.

Mild arthrosclerotic plaque is seen in the proximal part of left subclavian artery. Visualized part of right brachiocephalic, subclavian, axillary, common carotid, vertebral arteries and left common carotid, distal subclavian, axillary, vertebral arteries are within normal limits.

LUNGS/AIRWAYS/PLEURA: Mild centrilobular emphysema is seen at the bilateral lung apices. There is mild dependent atelectasis with small left and trace right pleural fluid. There are three detectable tiny pulmonary nodules measuring 4 mm in the left upper lobe (image YYY, series Y) and 2 mm in the right upper lobe (image YYY and YYY, series Y), all of which were out of the range of scan on the previous study. The central airways are patent.

MEDIASTINUM: There is a large heterogeneous and partially calcified nodule within the left thyroid lobe measuring up to 44 x 39 mm, which was out of the scan on the previous study. No mediastinal, hilar, or right axillary lymphadenopathy is seen. A solitary borderline enlarged left axillary lymph node is seen measuring 12 mm in short axis dimension. The heart size is within normal limits. There is no pericardial effusion. Small scattered coronary artery calcifications are present.

HEPATOBILIARY: No focal hepatic lesions. No biliary ductal dilatation. The gallbladder is distended with multiple layering calcified gallstones. There is small amount of pericholecystic fluid, possible mild cholecystitis. Abdominal ultrasound could be the further option if clinically warranted.

SPLEEN: No splenomegaly.

PANCREAS: No focal masses or ductal dilatation.

ADRENALS: No adrenal nodules.

KIDNEYS/URETERS: No hydronephrosis, stones, or solid mass lesions. There is a large right lower pole renal cyst measuring 86 x 78 mm. An additional subcentimeter low density focus is seen within the left kidney, too small to adequately characterize by CT.

PELVIC ORGANS/BLADDER: A Foley catheter is present in the collapsed urinary bladder. There is a trace amount of free fluid within the pelvis.

PERITONEUM / RETROPERITONEUM: No free air.

LYMPH NODES: No lymphadenopathy.

GI TRACT: No distention or wall thickening.

BONES AND SOFT TISSUES: No suspicious osseous lesion is seen. The bones are diffusely osteopenic. There is multilevel degenerative disc and facet disease throughout the spine, worst at the lumbosacral junction.

IMPRESSION:

1. Fenestrated aortic stent graft placement for the juxtarenal abdominal aortic aneurysm with no evidence of endoleak. All the visceral arteries are patent.

2. Large heterogeneous and partially calcified left thyroid mass. Ultrasound evaluation and/or biopsy should be considered as clinically indicated.

3. 4 mm left upper lobe pulmonary nodule and 2 mm right upper lobe nodules. In a low risk patient a follow up examination is recommended in 12 months. In a high risk patient a follow up examination is recommended in 6–12 months per the Fleischner society guidelines.

4. 12 mm left breast/low axillary soft tissue nodule. Comparison to additional outside examination would be helpful, if available. Otherwise mammographic follow up is recommended.

2 聞こえている
2014年10月17日

自分でもよくわからないうちに、色々なものが"聞こえている"ことに気づき始めた。

これまでずーっと、聞こうと努力していなきゃ聞けなかったこと。
どんなに耳をそばだてても追いつけなかったスピード。
カンファレンスや現場の会話だけでなく、fellow達や診療放射線技師達の陰口・冗談。
そんな"容赦ない"と思っていた臨床での会話が割と無意識に勝手に耳から頭に直接入ってくるようになってきている。

でも、多分どっかの英会話教材の宣伝のように"ある日突然聞こえるようになった"のではない。
大したこともできていないのに未だに感じる"疲労"がその証拠。
潜在意識が異言語・異文化に晒され戦い続けている結果。
平日に貯めたメモを捌くこともできない、自己嫌悪を積み重ねるだけの週末を幾度となく過ごしてきた結果だと思っている。

…やっとこさ耳が変わってきても、まだ口が変わるには時間がかかるだろうし、潜在意識が変わるまでにはさらに時間がかかるのだろう。
さらに、bossにレポートのチェックを直々に受けるたびに目の違いにも驚かされるようになった。500〜800字くらいのレポートでも（**1**参照）、bossはものの10〜20秒も経たないうちに読み終えて指導する。
リスニングやスピーキングはともかく、正直リーディングには苦手意識はないと思っていたけれど、圧倒的な違いを目にするとそれは勘違いだったと認めざるを得ない。

それが現実。
どれだけ悔しくても、その現実を認めることなしに何かを乗り越えることはできない。

3 金曜日
2014年10月25日

色々なことをやりたくて海を渡ってきたのだけれど、金曜日午後には正直気力を使い果たしてしまってもう早く帰りたくて帰りたくて、無事夜を迎えるたびに"何とか生き延びた"と安堵の溜息をつく。

気づけば臨床開始から3ヶ月が経つ。
それなりに慣れたし、それなりに機能するようになってきた。
とはいえ、機能できなさそうな場面はやや意識的に介入を避けている部分もある。
もちろん、慣れなければいつまで経っても慣れないのだけれど、臨床の現場での誤解は人の死へつながりかねない。

最初は自分の期待と現状との差に愕然とさせられたが、色々整理してみるとそんなに何かが足りないわけじゃない。
ただ、時間と慣れと英語力だけが解決してくれる。
...と思うようにしているといった方が正しいのかもしれない。

現時点の臨床で抱えるフラストレーションは、全力で研究へ投入している。
研究では人は死なない。一部の例外を除いて。
特に、研究を開始する前のネタ集め・すり合わせ段階では、妄想し奔走しただけ成果が返ってくる。
駄目だと思っても完全には諦めないで食らいついて、やりたいことについて機会を得て話し続けることで、思わぬところで人のネットワークがつながり妄想に答えてくれる人も出てくる。
この1ヶ月で他科のprofessor 3人とmeetingする機会をもらった。
誰も、うら若い日本人だからといってバカにしたりなんかしない。
プロジェクト自体には参加できなさそうな場合でも、励ましてくれ、何かあったらまた連絡しろと快く見送ってくれる。

自分のbossもそうだけれど、この"偉い人達"の懐の深さにはいつも驚かされる。偉ぶらないとかそういうレベルじゃなくて、**自分を頼ってきてくれる相手へのrespectを持ってるかのような振る舞い。**
それが、彼らをますます偉い人達にしていくように見える。
自分もあたりまえのようにそうなりたいと思うし、そうやって**人を育てていける価値観を同世代で共有していきたい。**
陰口をいいあったり、足をひっぱりあったりして自分が相対的に上に立とうするのではなくて。

「たかが3ヶ月、されど3ヶ月」—目に見える変化、目に見えぬ変化—

4 Minorityとして生きるということ
2014年11月6日

初のラスベガス@VIVA2014。
血管病に関する多科にまたがる巨大な学会でも、bossは自然体でリラックスしている。
裏では多科間の権力争いみたいなのもあるのかもしれないけれど、自分の病院でもそうであるように非常に他科の医師とも協調的で懐が深い。

「放射線科って何？　何で放射線科が血管内治療やってるの？」
日本の場合、医療関係者からも未だにそう聞かれるくらいのminorityだけれども、**横断的な科だからこそ提供できる視点を提供し、その多様性を業界自体の発展につなげることはminorityとしての義務である**ように思う。もちろん、医療者として高いレベルの医療を提供できるように腕も知識も磨き続けることは前提として。

人数の多い科、資金が集まる科、人数も病院も多い医局。
およそそれとかけ離れた環境で育ちminorityのプロみたいな道を歩んできて、さらにアメリカなんかきちゃうと人種的にもminority。
そんな状況でもユニークな存在として自然体でいられるかどうか。
狭隘にならず嫉妬せず、でも自分の仕事に誇りと責任を持ち、本流をさらに発展させる。

"minority道"の求道者として、この道を進む数少ない後進達に胸を張れる道を残さなきゃいけないなと思う。

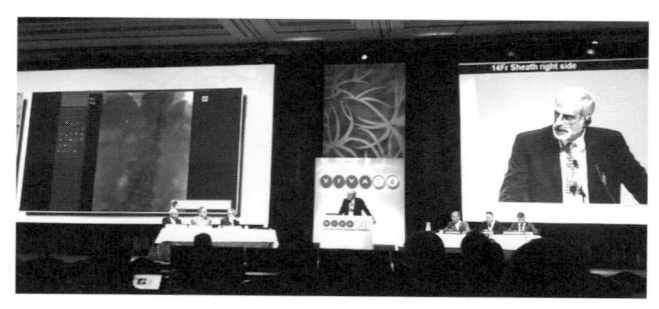

倒れるときはマエノメリ!
海外IVR挑戦記

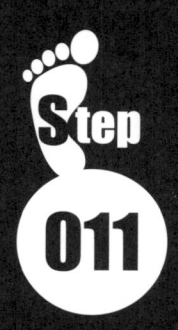

Step 011

サクラハサクノカサカヌノカ
―MultiroleとTeam Japan―

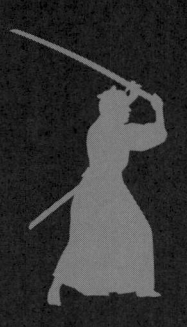

STEP 011 サクラハサクノカサカヌノカ
—MultiroleとTeam Japan—

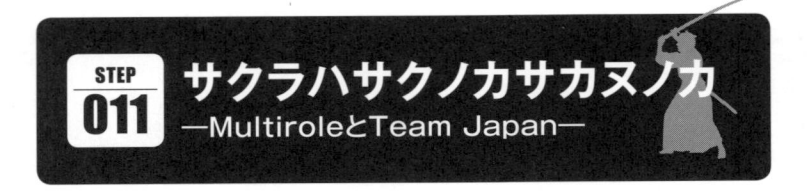

生みの苦しみと信じたい

　またたく間に渡米から1年半、臨床開始から半年が経過した（2015年3月）。自分で好き好んでアメリカの臨床現場に飛び込んだにも拘わらず、平日は週末を待ち焦がれ、日曜の夜になると月曜日の到来が恨めしい。

　もし日本だったら、もし英語がもっと上手に話せれば……当初は思い通りにならないことがあるたびにそんな思いが頭によぎったが、"たられば"思考はストレスの原因となるので早々に捨てた。日本では、前の施設ではという"ではでは"話も、求められない限り自分から話すのは止めた。ここはアメリカの病院で、アメリカの患者を相手にしているというシンプルな事実は重い。**自分の中にある日本式の引き出しを開けようとする前に、アメリカ式の引き出しをつくりその中身を充実させることができなければ、アメリカで医療をやる上では生き残っていけない。**自分の中でMade in Japanはプライドでありながら足かせにもなっているのを毎日のように痛感する。

　新たな引き出しをつくらなければならないほど日米のIVRが違うのかといわれると答えに窮する。手技そのものにはそれほど違いはない。しかし、患者背景や医療文化、医療経済にまつわる手技に至るまでの多くの過程は実際にかなり異なる。持参薬1つでも馴染みがなさすぎて調べるのに時間がかかる上、退院時の外来スケジュール調整の際に患者の

住所を聞いても交通の大変さも思い浮かばなければ、近くの病院もわからない。保険の違いによる費用の違い、訴訟ハイリスク患者の見極め、万が一トラブルとなった際の対応、それら全てが自分の中に感覚として備わっていないことを意識した瞬間、挑戦が恐怖へと変わる。

　招聘で手技を行うようなtop physicianであれば、外国だろうが用意された手技を見事にこなし、尊敬を集めるのだろう。けれども、自分はアメリカ人fellowとほぼ同年代である上、まだ信頼も得られていない。ひとたび自分の全く知らない環境を前に揺らいだ自信は、さまざまな場所で判断を鈍らせる上に大胆さも奪うという負のサイクル。1度回り始めてしまった負のサイクルの中で、中途半端に指導医として強がるよりも、被教育者としてアメリカ式の患者ケアを学ぶ方が長い目で見たときにアメリカで生きていく自信を得られそうだという結論に至った。"郷に入りては郷に従え"といえば聞こえはよいかもしれないが、もともと日本式IVRでアメリカに目にモノ見せてやりたいと願って渡米した身としては挫折でもある。7月から始まる2015年度を迎えるにあたり、bossであるDr. Kaufmanから渡米当初の予定であった脳血管内治療での2年のトレーニングを変更してBody IVRにそのまま残らないかという話を持ちかけられた。一定の評価を受けたからこそのofferで、嬉しくはあった。しかし、自分の100%の状態で臨床ができないのであれば回り道でも被教育者として学ぶ方がよさそうだという思いを打ち明けた。学ぶのであれば自分にとって完全に新しい分野である脳血管内治療の方が、学ぶことに集中できてありがたい。最終的には、Body IVRでの指導医の立場を継続しながら、少なくとも1年、脳血管内治療のfellowの役割を務めることが正式に決定した（[1]）。それが最良の選択であるのかどうかは自分にもわからないが、この過程を生みの苦しみであると信じたい。

Multiroleと仲間

　脳血管内治療でのfellowの役割をこなす準備として、2015年1月よりBody IVRでもfellowと同様の役割で仕事を始めることになった。そのため、researchとIVR関連画像診断は指導医として働きながら、毎日1〜2件の症例を患者の入院指示・手技説明・同意書取得、他科との1st contactや退院、その後のfollow up coordinateまでfellowと同様の

---

1 意思あらばススメ
2015年1月22日

すでに臨床開始から半年弱が経ち、少々の治療手技と指導、画像診断、基礎研究のcoordinate、そしてデータベースを利用した臨床研究に手をつけ始め、instructor（日本の助教相当）としての役割にやっと慣れてきた感がある。

自科内のコミュニケーションや他科医との臨床上のコミュニケーションは少しずつ怖さが消えてきたし、リサーチに関しては"これでは人は死なない"と少々強気に強引に進める術も覚えてきた。

けれども。
やっぱり、自分の中で一番大事なのは患者さんやその家族に対しての対応。臨床医としてアメリカで生きていけるとの自負を得るにはそれが絶対に必要。

今の施設にいるうちは患者ケアの大半はfellowがやってくれるので今後はdecision makingとコンサルト受けができれば1〜2年後には十分用は足せるようになるかもしれない。老舗施設なだけに外来も特定の人間しか任されないからこの数年のうちに自分がやることはないだろう。

けれども。
"患者ケア"の側面に自信が持てないと、今後アメリカで生きていくためには自分にずっと何かがかけた感じを持ち続けることになりかねない。
施設を移れば外来も担当することになるかもしれない。private hospitalに

役割をこなすという複雑な立場にいる。一方で、平日夜や週末には自分の経営する遠隔読影会社のマネジメントや読影業務が待っている。

　複数の仕事をかけ持ちすることはエキサイティングで、自分の幅を広げることにつながるかもしれないが、ときに容易ではない。時間配分は常に悩みの種ではあるのだが、それ以上に評価面を気にし始めると話は余計にややこしくなる（**2**）。けれども、必要と信じることに対して今この瞬間にも何か行動を始められなければならない。**多少無理をしてで**

はfellowは当然いないだろう。
新しい環境に居場所を見つけ、ちょっとずつ慣れてきた今だからこそ、
自分の最大の弱点に立ち向かわなければ今後の自分の可能性を奪うことになる。

…今月からfellowと同じように病棟管理や患者・家族への説明、他科からの初期コンサルトの一部を担当させてもらうことにした。
そして、自分にとっては全く新しい分野である脳血管内治療でのfellowの役割を今年の7月から1年間務めさせてもらうことが正式に決定した（ポジションはinstructorのまま）。

安住はいつでもできる。
できるときにチャレンジはしなきゃいけない。
多少苦しくとも、周りから迷走だと思われようとも、未知の問題に対してとり組む経験・能力は、未知の領域に喜んで飛び込むことからしか得られないと信じている。
それが何につながるかはまだわからないけれど、この急速に変わりゆく社会の中で、多分次の世代の人間に求められる能力は（よいものを残しながら）"変わる能力"、そして究極的には"未知・未来へのマネジメント力"なのだとの思いがますます強くなってきている。

多分、それが2011.3.11が自分をドライブしたもの。
自分で居心地のよさによるブレーキをかけることはまだしちゃいけない。

も、リスクを負って行動を開始できなければ、切り株の前で獲物が転ぶのを待っていることと大差はない。

とはいえ、1人で頑張ろうとしても人間の心はとても折れやすい。まして、目標がうず高く目の前の現実と乖離していようものならば、目標を抱くこと自体が失望の元となり苦痛の源になる。それは自分自身、日々身

> ### 2 Multiroleを＋αへ
> 2014年12月25日
>
> Multiroleの人間の悩みは1つの仕事への時間が必然的に少なくなってしまうこと。
> あたりまえのことだけれど1日は誰にも等しく24時間しかない。
>
> 研究に時間を割けば臨床への時間が少なくなる。IVRの臨床の中でも画像診断への時間を割けば、手技の時間が減る。
> さらにマネジメントやcoordinateを担当するとそちらにも時間がとられるし、新たなことを勉強し始めれば当然そのための時間が必要になる。
>
> 加えて、副業をしていれば眠る時間や休みの時間が削られる。
> 学会に行けば本拠地を留守にせざるを得ないし、執筆にはまとまった時間が必要だ。
>
> 時間配分はさほど難しいものではなくて、自分なりの重要度に応じて先行性/適時性（自衛隊用語!）を保てばよいだけの話。
> 時間配分よりも何よりも難しいのが"評価"の側面。
> どっぷり1分野で時間を使える場合と異なり、自分に関わる人の多くは自分の一側面しか見られない。他の仕事があるから疎かになっちゃいましたでは信用は得られない。他のことを始めたがゆえに今までの仕事ができなくなれば評価を落とす。
> だから、必然的に多くのタスクをかけ持ちをしていればいるほど、1つ1つの仕事への関わり方に気を使うし、無理をしてでも本当にやりたいことでなければ手を出さないように気をつけなければいけない。

に染みている。だからこそ、**長距離走のトレーニングのように、目標を同じくする人間達と甘えるのではなくお互いを引っ張り合い支え合う関係の1群として、前に進んで行くことができれば。**そんな感覚を共有しながら、日本人留学生2人と共にDotter Interventional Instituteでよいteamをつくれるように心がけている。

多くのことに手を出していることをアピールしなければならない状況になったら負けで、多様性が1つ1つの仕事に+αの要素をもたらすことを体現できなければ自分にとって必要なものを選び直す作業をするときなのだと思う。

今日はlaboの日本人家族一同でクリスマスパーティー。
Laboの仕事は早朝の動物チェックで終わりだったのだけれど、僕自身は病院側の仕事があり何も手伝えず、遅れて参加。
本当は今日でlaboが仕事納めになる予定が、実験の都合で来週まで仕事を入れざるを得なかったことを含め謝らなきゃならないことは一杯だけど、別々の理由でたまたまアメリカの小都市で同時期に同僚となった仲間に対して、同じ職場に僕がいることをプラスに思えるような枠組みを提供していくことで返していきたい。

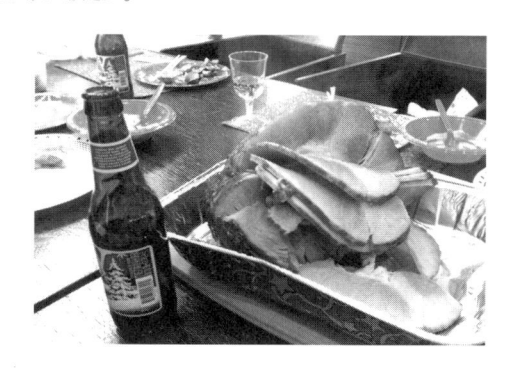

抽象論から具体論へ―そして自分は何ができるのか

　この切羽詰まった共闘感覚こそが、他科とのターフバトルを嘆き国際的な地位低下を懸念する、今の日本のIVRに最も必要なことではなかろうか。仮にお互いがライバルだとしても、個人的に馬が合わなかろうが、自分の意見が論破されようが、学会等で人前で恥をかかされた過去があろうとも、個々人の負のしがらみを超えて、**業界として有機的に機能する集団**をつくれるかどうか。

　では、有機的に機能する集団とは具体的に何なのか。学会や研究会では駄目なのか。単になかよし集団になるのではないか。多分どのアプローチであっても問題はない。けれども、議論よりも行動、プライドや立場よりも実質。そして何より大切なのは、嫌々関わるのではなく自らの意思で関わる人間。他人に推薦されて初めてやる気になるような人の集まりの中に、熱気が生まれる道理はない。うまくいっているときだけ流れに乗ろうとするような美味しいところどりの"グルメ"達では苦難の道は開けない。他人に鬱陶しがられても暑苦しがられても、それでも**IVRが自分の生きる道であり、低侵襲医療の進むべき道であり、世界に日本の力を見せる道である**と信じて忸怩たる思いを抱く人達が主体的に集まること。利害関係の衝突で、学会レベルで実現しないのであれば有志で行えるように。有志レベルではできない政治活動や制度改革は学会レベルに再度フィードバックを。そして、医局を超え、地域を超え、必要な改革は次の世代に先送りせずに自分達の手で行っていくという覚悟。次の世代に自分達を踏み台にしてでも次に進ませるのだという迫力。そういうもののために、人生を賭けてみる人達が少なからずいるのであれば、この業界は必ずや面白いことになるに違いない。

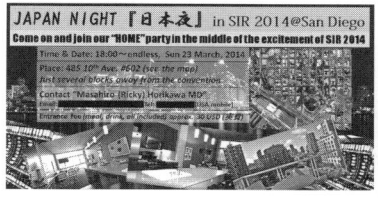

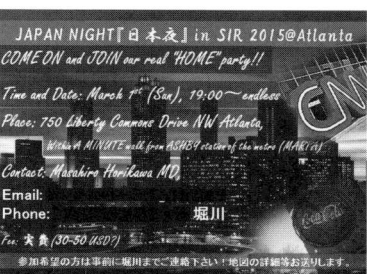

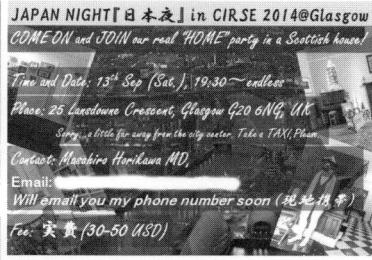

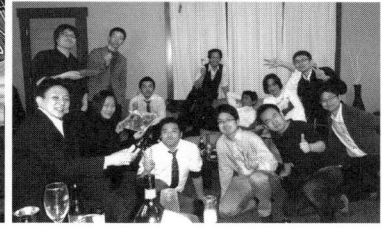

図1　過去のJapan night
海外学会のときにこそ、皆で日本のIVRの将来について語り明かす場があるとよい。

a　Japan night SIR 2014　　b　Japan night CIRSE2014
c　Japan night SIR 2015　　d　ある日のJapan night

a	b
c	d

　口だけでは何とでもいえる。では、自分は何ができるのか。2014年SIR時より、海外学会に参加した日本人IVR医同士の交流を促進するため、SIRおよびCIRSEのたびに**Japan night**と銘打ち現地で日本人参加者を集めてパーティーをすることを始めた（**図1**）。また2014年日本IVR学会総会時より、年2回の予定で**GREAT Course（Global interventional Radiology English Aggressive Training Course）**なる英語でのプレゼンテーションやライブデモンストレーションを目指したclosed meetingを有志で試験的に開催している。いずれもプロジェクトそのものは大した企画ではないかもしれない。とはいえ、自分が先輩方に育ててもらった過程でよいものを残し、改善できる点を責任持ってリアルタイ

ムのプロジェクトとして同世代で共有し、後輩達につないでいくことはその成否以上に意味のあることだと思っている。最初は必ずしもうまくいかなかったとしても、同世代と一緒に試行錯誤を重ねること、海外施設にいるからこそ見える視点を自分の出身母体である日本のIVRに反映させていくこと。生意気といわれるかもしれないがそれが自分の使命だと思っている。そして、率先して疑問提起を行い、必要な行動変容を促していくことが諸先輩方への本当の意味での恩返しになるのだと信じている。現時点では十分に成熟していないためクローズドなプロジェクトであり、主催側も含め現在進行形で成長しなければならない段階であるが、**"ともに楽しみ、ともに苦労する意志がある"** 同業者の参加を心待ちにしている。世界を目指して背伸びをしながらお互いを鼓舞し、文字通り苦楽を共にすることが、近い将来世界を相手に戦う**Team Japan**への第1歩となるに違いない。

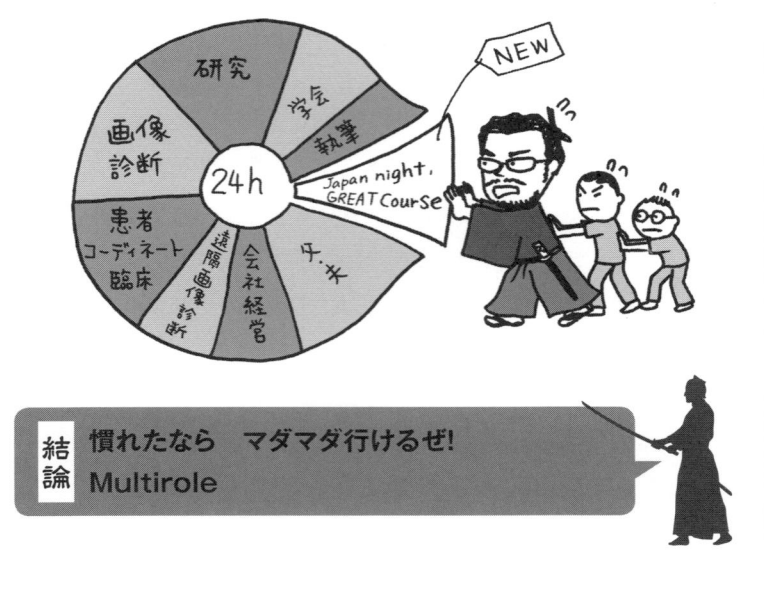

結論 慣れたなら　マダマダ行けるぜ!
Multirole

倒れるときはマエノメリ！
海外IVR挑戦記

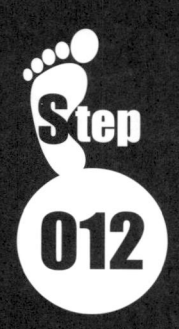

Step 012

夢は与えられるものならず
―国境なきIVR医師団へ―

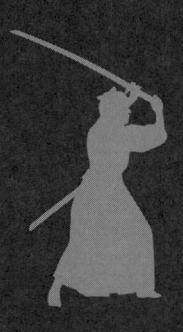

STEP 012 夢は与えられるものならず
―国境なきIVR医師団へ―

万事塞翁が馬

　成田からベトナム行きの機内で本原稿を書いている（2015年4月下旬）。わずか数時間前の話であるが、太平洋横断便の中で急患が発生。そう、音に聞く「お医者様はいらっしゃいませんか？」という事態に出くわしたのだ。むろん、筆者は救急医でもなければ普段から急患を扱っているわけでもない。けれども、素人が対応する、もしくは誰も対応できないよりは、曲がりなりにも医者である自分が対応した方がよいことだけは間違いない。もし自分よりも熟達した医者（それこそ救急医等）が名乗り出れば自分はその手伝いをすればよいだけの話で、誰か対応できる人がいるのか気に揉みながら名乗り出ないで後悔するくらいならさっさと駆けつけた方がよい。

　靴下まで脱いでリラックスしていた中、アナウンスから2秒で行くことを決心し、裸足に革靴の石田純一スタイルで席に駆けつけると、誤嚥・窒息で意識を失いかけの、文字通り息絶え絶えの患者。その昔研修医時代に救急研修を受けた直後、都内の列車内で意識消失患者に乗客として対応した際に、何もできなかった記憶がフラッシュバックする。それ以来、医療機関外での急病人発生時は**「放射線科医であろうが救急医であろうが、医療機器のないところでできることはBasic Life SupportのABC（Airways、Breathing、Circulationの確保）あるのみ」**という極め

てシンプルなポリシーで対応するようにしている。「Can you hear me?」……外国人患者であることを除いて。「Do we need an emergency landing?」……乗客全員の都合に関わる判断を委ねられることを除いて。

　結果的には早期の気道確保が功を奏し、窒息および意識消失からの回復を得られた。単に窒息での意識消失かもしれないが、何かしらの原因による意識消失が先なのかもしれない。患者は糖尿病持ち、日本到着まではあと3〜4時間。予断を許さない。はなからどうせできることはABCのみであると高を括っていたのだけれど、その実、医師のみが開けることを許されているという専用の救急キットとやらが出てきた。これが思いのほか充実しており、点滴キットはもちろん、血糖測定器もそろっている。必要とあらばエピネフリンやベンゾジアゼピン等の抗てんかん薬まで、いわゆる**ACLS（Advanced Life Support）**に必要な程度の薬剤まで入っている。AEDも備えつけられていることを考えると、かなり充実

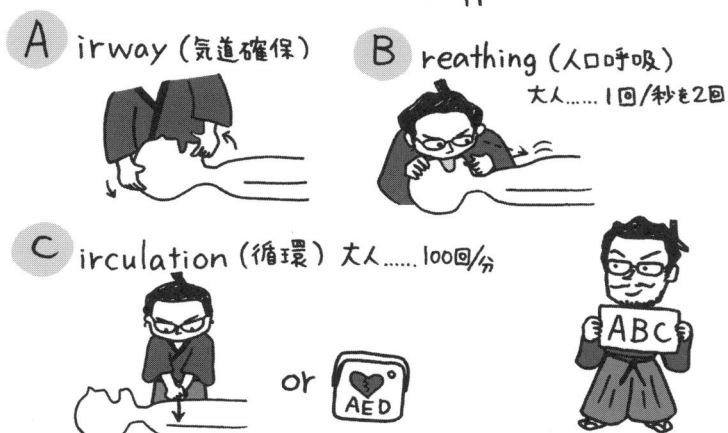

BLS: Basic Life Support

Airway（気道確保）

Breathing（人工呼吸）　大人……1回/秒を2回

Circulation（循環）　大人……100回/分

or AED

ABC

夢は与えられるものならず —国境なきIVR医師団へ—

している。配膳スペースに患者を寝かせ、点滴をとり、ハンガーに点滴をかけながら血糖値を測る。非常にざっくりとした神経学的所見をとり、意識は回復していたもののAEDを脇に用意する。100点には程遠いが、非救急医のとっさの対応としては十分合格点であろう。

　普段院内でコードブルーがかかろうが放射線科医である自分にはCT室や血管造影室での出来事でもない限りほぼ無関係であるし、渡米以来、救急初期診療を行う機会もない。今回対応できたのは、約1年前に職場で無理やり受けさせられたACLSによるところが大きい。下手な英語でも短期間にロールプレイングで集中して繰り返した内容は意外に記憶の片隅に残っているものである。受講当時は、自分の不出来ぶりに臨床開始前から自信を失いそうになるわ、時間もお金もかかるわで、病院のきまりでなければ自分から受講することはなかったであろう。人間万事塞翁が馬、何が役に立つかはわからない。

　2020年の東京オリンピックに向け日本への外国人訪問者は増加の一途であるという。倒れた患者が外国人ということも十分にあり得る話だ。同業者で国際線に乗る機会が多い方も含め、興味がある方は1度英語でACLSを受けてみることをお勧めする。

「きた球は打て、依頼は断るな」－日本の師匠達の教え

　冒頭に"ベトナム行き"と書いた。今回、機会あってベトナムのIVR学会で招待講演を担当させていただくことになったためであるが、この話を受けるにおいては逡巡があった。日本からならともかく、アメリカからベトナムへは直行便はない上、移動距離を考えると片道だけで文字通り丸1日かかる。現地滞在は2泊3日で、ほぼ滞在時間と同等の時間を移動に費やすことになる上、時差ボケも解消する間もなく帰ることになる。そし

て、招聘といってもlectureを2つ担当するだけで、筆者自身が近い将来の目標としている、"招聘されて手技を担当すること"ができるわけではない(**1**：結局飛び入りでライブ手技を行うこととなった)。それでも引き受けたのは、「**目標がどこにあるにせよ、どこからか動き始めなければ目標に辿り着く機会は得られない**」という思いからである。この講演が、その先の招聘治療につながるかもしれない。それほど単純な話ではないにせよ、依頼を断ればさらなる依頼はくるまい。「**きた球は打て、依頼は断るな**」。日本のIVRの師匠達の教えは今も自分の中で脈々と生きており、本書のタイトルにある「**倒れるときはマエノメリ**」のポリシーにつながっている。

「国際IVR連盟」日本支部

本書の**step 006**でも言及しているがInternational Union of Interventional Radiology (IUOIR)、「国際IVR連盟」という、フランスに本部を置く国際NPO団体がある。**国境なき医師団の潮流の先に"国境なきIVR医師団"としてIVR医のできることがある**。そう信じる有志の医師達により2008年に立ちあげられた団体であるが、7年弱の活動期間を考えるとその活動規模は未だ物足りない。また、現ホームページは褒められたセンスではないし、"世界の"と名前がつきながら、事務局はフランスにしかない(2015年中には、ポルトガル支部もできるらしい)。IUOIRの略語にしても通常は"of"の頭文字を大文字表記することはないから英語も得意ではないのだろう。けれども、そのコンセプトにはIVRで世界に貢献したいという強い想いを感じる。設立に際し、恐らく多くの大御所IVR医達が「そんなことできるわけないだろ」と背を向けたに違いない。けれども、歩みは遅くとも"そこに国際IVR連盟がある"という事実に敬意を表したい。筆者は2013年にこの団体の代表と出会って以来定

期的にコンタクトを重ねてきたが、政治的な団体でもなく、各国のIVR学会と競合するものでもない。むしろ協力してしかるべきものだ。単に売名が目的の団体ではなく、限られたメンバー・資金・時間ながら、地道

> **1** "為せば成る為さねば成らぬ何事も"
> 2015年4月26日
>
> Lecture2つだけの予定が、座長やら、live caseの飛び入り参加やら、さらにパーティーでon stageまでさせられるというサプライズ続き。
>
> 飛び入りで行ったライブ手技
>
> 座長の1コマ

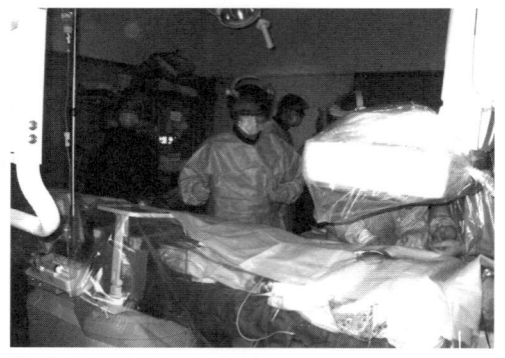

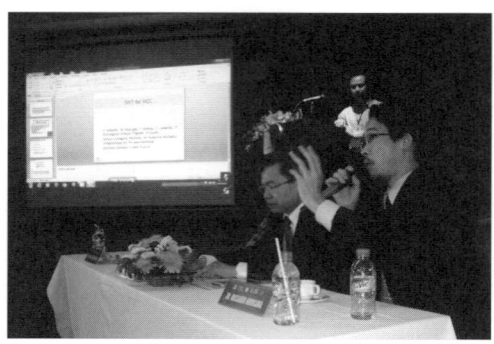

な活動を続けている団体であることは確かだ。

　この2年間、何とか協力できないかと意見交換を重ねてきた。完全なチャリティー団体では知名度を上げて企業や個人から寄付がない限り

とりあえず当初の目的以上に親睦だけは深められた…はず（希望的観測）。

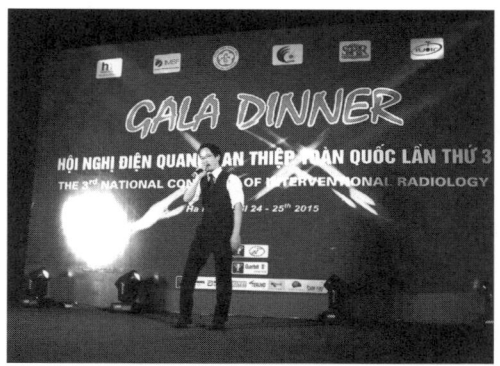

パーティーでのサプライズ on stage

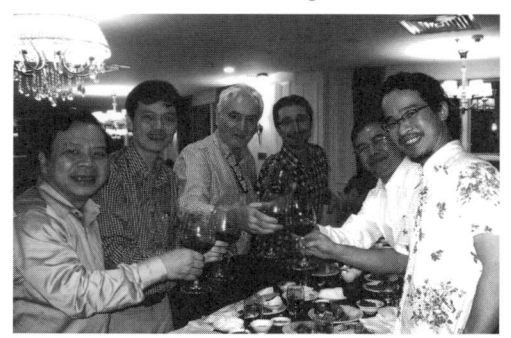

国境なきワイン好き医師団

資金が続かず活動を続けていくのは厳しいという意見。被支援国へは1回限りでなく継続的な教育機会・人材育成を提供しなければ自己満足で終わるだろう。そのためには支援企業を募り、それらの企業にメリットがある形を希求しなければならないし、実際に行動する医療者にもメリットがなければ続かないという私見。そして、それが非営利団体として許容可能な範囲なのかどうか。最初は個人として参加するつもりの話し合いの中で、日本人IVR医の国際化や日本企業の海外進出と結びつけられればwin-winどころでなくwin-win-win以上の成果が得られるかもしれないことに思い至った。ここで動かずしてどうする。直感的にフランス本部の許可を得て、**2015年4月より日本および米国にてIUOIRの支部を開設するための活動を開始した。**

　どのような形で運営できるのか、活動資金やメンバー、展望は。日本支部と本部との関係は。そもそも自分が日本にいない。等々、突っ込みどころが満載で、果たして本当に設立に漕ぎつけられるかどうかも危ういが、**意志なきところには道は開けない。意志さえあれば道は開けるかもしれない。走りながら、ときに歩き、ときに立ち止まりながら考える他に術はない。**また1つ酔狂なことを始めたと呆れられ、非現実的との批判を頂戴するならば甘んじて受けよう。心折れ、倒れるともマエノメリに―結果として地べたを這えども、その分だけでも前に進めるのであれば、その転倒にも意味を見い出そう。地べたからはまた違った世界が見えるかもしれない。

> **結論** 己で限界をつくるなかれ
> 　　　 いっそ　むこうの夢を追わん

覚え書き

おわりに
—マエノメリよ永遠に—

　2013年9月の渡米から丸2年。IVR発祥の地で働くことに漕ぎつけたとはいえ、未だ"home"と呼ぶには程遠い。これといって大きな仕事をしたわけでもなく、自分が何者でもないことを日々自覚する。それでも誰になにをいわれようが日本の、そして世界IVRの将来を背負う1人となってやるという渡米時に抱いた志を胸に、今日もなんとか生き延びている。

　最初にUSMLE用の参考書を手にとったのは大学2年生時だった。そのころ医師としての将来像が全く見えず、志願して泊まり込みでさせてもらった救急実習の夜、はるか先輩の救急医に「自分なりのスタイルがほしい」と嘆き、「そんなものは作ろうとするもんじゃない、医者としてこだわりをもって生きていれば勝手にできるものだ」とたしなめられたことを今でも覚えている。それから15年。医師になって早10年。気がつけば、スタイルらしきものが自然とできあがっていた。けれどもその15年はおろか、渡米からの2年ですら、決してまっすぐに進めているわけではない。むしろ、色々なことに手を出しすぎて、そのたびに壁にぶつかり続けている。そして壁にぶつかったとき、心が折れそうな事態にでくわしたときほど、支えになるのは「志」であると実感する。その「志」はちょうど、荒波にもまれる大海の航海における羅針盤のような役割だといえるかもしれない（[1]）。

1 志（こころざし）
2015年8月8日

アメリカで医者をすることに限らず、自分の今まで持っていた常識の通じない世界に飛び出すと、色々なものに悩み・惑わされ・自分が信じられなくなったりする。

そんなときに支えになるのは、ありきたりだけれども「志」。

近海や内海でボートを漕ぐときは周りの風景だけみていれば自分の位置がつかめるけれど、大海に漕ぎ出せば潮の流れも強さも違うし自分の位置を把握する術すらない。

大海に漕ぎ出すには少なくともオールを漕ぐ腕力や操帆能力と、苦しいときを乗り越える蓄えと、何より羅針盤が必要になる。

僕らの世界でいうと腕力は丈夫な心身で操帆能力は専門能力、蓄えは家族やお金。で、どこにいてもいつも決まった指針を示してくれる羅針盤は何かといえば、やっぱり言葉で表すならば「志」なのだろう。

もしその大海が未知の大海であったとすれば、さらに自分の見たものを適切に把握し海図を描ける能力も必要になる。

この能力ってのは一体、僕らの世界では何にあたるのだろう。

一方で、逆説的であるが「志」は強固なようでその実、何に裏打ちされたものでもないことも自覚している。単なる若さの発露なのかもしれない。明日起きたら露と消えているかもしれない。そもそも、勘違いの産物に過ぎないのかもしれない。けれども、その儚さと表裏一体の「志」を自分の実際の行動に反映させ、そこから時代や価値観を共有する「同志」を生むことができれば、それが新しい時代をつくるきっかけにつながるのではないか。そう信じて「Rad Fan」での連載を続け、本書を発刊するに到った。

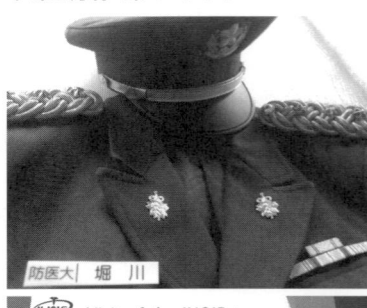

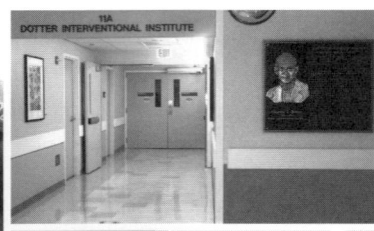

❖ 来し方行く末マエノメリ

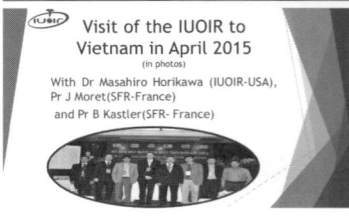

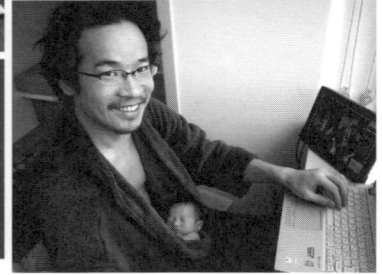

a 原点を忘れない　　b たどり着いたDotter Interventional Institute
c IUOIR in Vietnam　d 娘と

a	b
c	d

日本人放射線科専門医や日本のIVR関連企業が海外に積極的に打って出ることを支援するために設立した会社、(株)クオリティラドIVR。"国境なきIVR医師団"といえるIUOIR「国際IVR連盟」。自分個人の活動から、同志とともに戦う今後のチーム戦を、単なる夢物語に終わらせない。そのため2015年9月より、働きながらも3年間で修了できるOregon Health and Science UniversityとPortland State Universityの合同プログラムである、healthcare MBA（医療専門経営学修士）コースへの入学を決めた。

　2015年9月現在、この先の章は白紙のまま残されている。

個人としてできることなど限られている。
願わくは、この文章を目にしているあなたと、
Team Japanの一員としてマエノメるときがあらんことを。

いつかともに　マエノメるその日まで　命アラバ
　　２０１５年９月　　　　堀川雅弘

※本書は、放射線専門誌「Rad Fan」2014年1月号〜2015年6月号までの連載をもとに構成されています。
記載されている情報は2015年9月時のものとなります。
各種手続き等を行う際には、必ず最新情報をご確認の上、おすすめください。

倒れるときはマエノメリ！
海外IVR挑戦記

2015年9月30日　第1版第1刷発行

著　者　　堀川雅弘
発行者　　黒沢次郎
発行所　　株式会社メディカルアイ
　　　　　〒171-0022　東京都豊島区南池袋3-18-43　内山ビル3F
　　　　　TEL：03-5956-5737
　　　　　FAX：03-5951-8682
　　　　　URL：http://www.e-radfan.com/
　　　　　Facebookページ：https://www.facebook.com/medicaleye

装　丁　　　　　　浅沼英次
本文レイアウト　　浅沼英次、石田有美
イラスト　　　　　坂木浩子
印刷・製本　　　　三報社印刷株式会社
編集担当　　　　　田所　樹

本書の内容の一部あるいは全部を無断で複写複製（コピー）することは、法律で定められた場合を除き、著作者および出版社の権利の侵害となります。複写複製する場合はあらかじめ小社まで許諾を求めてください。

ⒸPublished by Medical Eye Co.,Tokyo
Printed in Japan

ISBN 978-4-86291-132-2 C3347 ¥2400E